U0250923

一本书读懂 类风湿

主编◎刘 爽 徐 健

YNKJ 云南科技出版社
·昆明·

图书在版编目（CIP）数据

一本书读懂类风湿 / 刘爽，徐健主编 . -- 昆明：

云南科技出版社，2024. 6. -- ISBN 978-7-5587-5664-1

Ⅰ．R593.22

中国国家版本馆 CIP 数据核字第 2024KG2957 号

一本书读懂类风湿
YI BEN SHU DUDONG LEIFENGSHI

主编◎刘 爽 徐 健

出 版 人： 温 翔
策 划： 温 翔 胡凤丽
责任编辑： 汤丽鋆 王艺桦
整体设计： 长策文化
责任校对： 秦永红
责任印制： 蒋丽芬

书 号： ISBN 978-7-5587-5664-1
印 刷： 昆明亮彩印务有限公司
开 本： 787mm×1092mm 1/16
印 张： 15.25
字 数： 210 千字
版 次： 2024 年 6 月第 1 版
印 次： 2024 年 6 月第 1 次印刷
定 价： 68.00 元

出版发行： 云南科技出版社
地 址： 昆明市环城西路 609 号
电 话： 0871-64120740

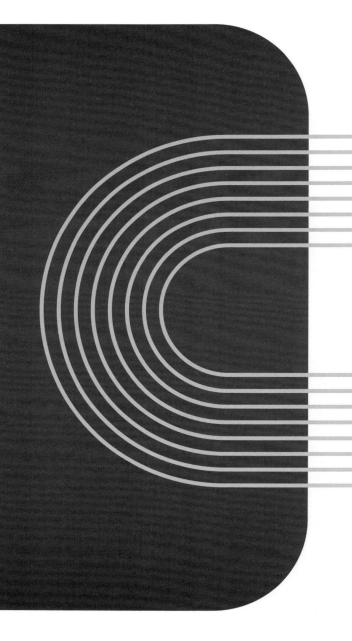
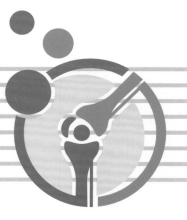

刘爽

昆明医科大学第一附属医院风湿免疫科副主任，博士，副主任医师，硕士生导师，云南省万人计划青年拔尖人才。

徐健

昆明医科大学第一附属医院风湿免疫科主任，博士后，主任医师，博士生导师，云南省医学会风湿病学分会主任委员，云南省万人计划名医。

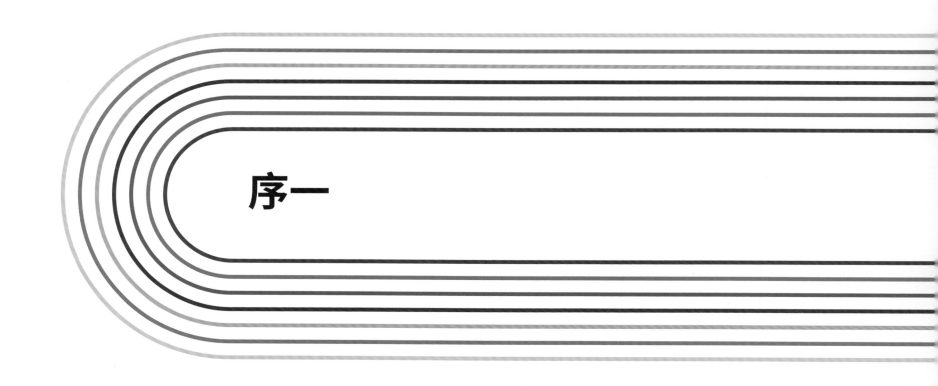

序一

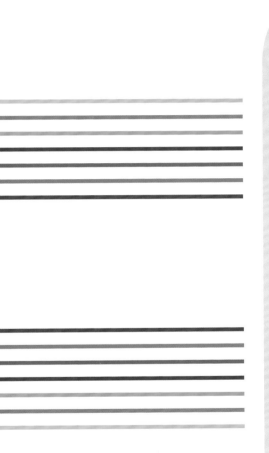

　　党的十八大以来，以习近平同志为核心的党中央把"健康中国"上升为国家战略，出台了《"健康中国2030"规划纲要》，并提出2035年要建成"健康中国"的宏伟目标，把保障人民健康放在优先发展的战略位置。人民健康是民族昌盛和国家强盛的重要标志，完善人民健康促进政策，坚持预防为主，加强重大慢性病健康管理，深入开展健康中国行动和爱国卫生运动，倡导文明健康生活方式。

　　广泛深入开展健康科普，能够不断提升居民的健康素养和健康水平，让人民群众做好自身健康的第一责任人，筑牢健康中国建设的群众基石。在此时代潮流之下，《一本书读懂类风湿》应运而生，切合广大患者需求，是响应和践行健康中国发展战略的一次有益尝试，给广大类风湿关节炎患者提供相关健康知识。

　　类风湿关节炎是一种常见的慢性、高致残性关节炎，病情多反复且逐渐加重，最终造成关节结构破坏、畸形，导致患者残疾、丧失劳动力。除关节外，它还会累及全身多个器官和系统，患者常饱受躯体和精神煎熬。据估测，我国目前约有500万类风湿关节炎患者，其中大部分患者未能达到临床缓解，给患者、家庭和社会带来了沉重的负担。

　　本书以浅显易懂的语言，图文并茂地介绍了类风湿关节炎的临床表现、诊断、治疗和疾病管理等知识，并提供了简单明了的锻炼体操示范，有助于广大患者科学地了解疾病，提高对疾病的认识和重视程度，提升健康知识水平，加强与医护人员的配合，改善疾病整体状态。

中国医师协会风湿免疫科医师分会主任委员

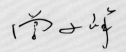

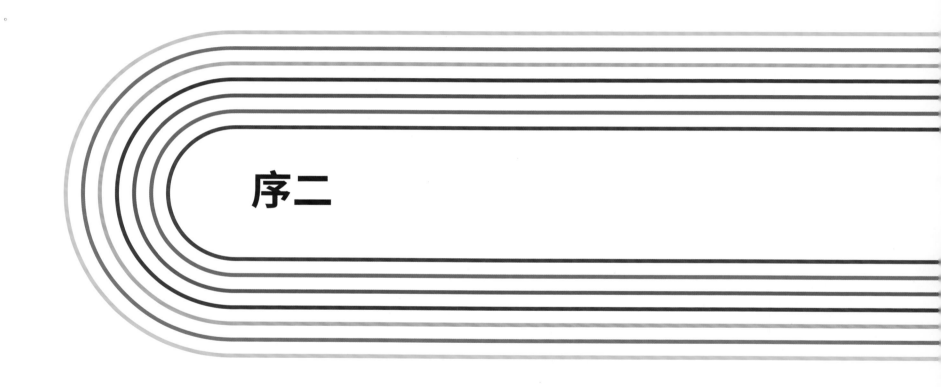

序二

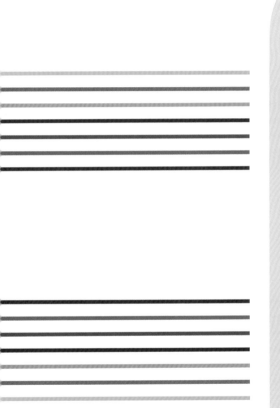

　　类风湿关节炎是一种常见的慢性关节炎，患者往往存在明显的关节肿痛，如果没有得到及时有效的治疗，后续可能导致关节畸形、残疾，严重影响生活质量和工作能力。它也曾被称为"不死的癌症"，但现在它已经是可以通过治疗控制良好的疾病，患者可以像普通人一样正常地工作和生活。

　　在临床工作中，我们发现，社会大众和患者对于类风湿关节炎的认知并不准确。大多数人并不知道类风湿关节炎是一类什么样的疾病，认为所有的关节炎都是类风湿，同时，患者往往对疾病不了解，在治疗过程中常常自行停药，不能坚持长期规范用药，从而导致疾病反复、病情加重，特别相信"偏方""神药"等，往往延误诊治，甚至造成严重的后果。

　　随着信息时代的来临，网络和自媒体的飞速发展，我们可以短时间快速接收到大量的信息。然而，疾病相关的网络信息内容繁多，伪科学的"科普知识"也并不少见，社会大众和患者很难分辨真假。

　　作者团队是我国西南地区非常优秀的风湿病诊疗团队。他们立足云南，在临床工作中，发现大量患者的医疗知识较为匮乏，便持之以恒地开展患者教育，并将二十年来的工作经验编写成本书。《一本书读懂类风湿》，内容涉及类风湿关节炎患者应了解的基本知识和健康的生活方式，希望它能够全面地帮助到广大的类风湿关节炎患者。

中华医学会风湿病学分会主任委员

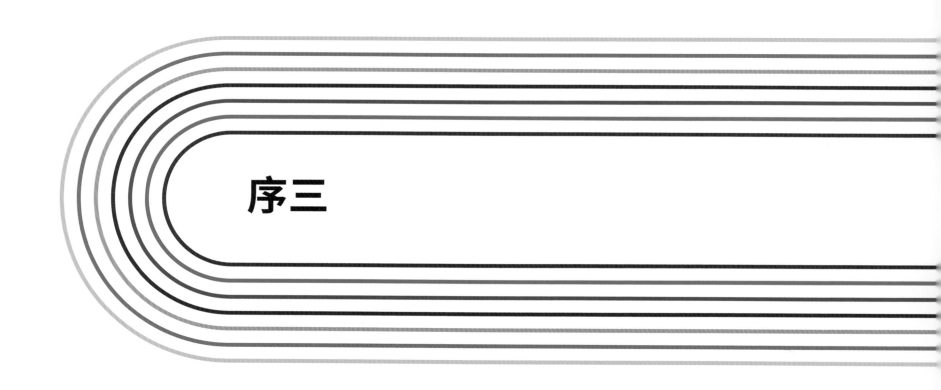

序三

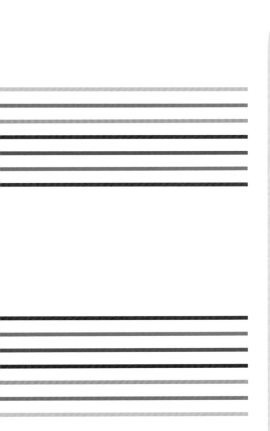

类风湿关节炎是一种常见的自身免疫疾病。人体的免疫系统出现异常会导致自身抗体的出现和关节炎的发生。随着医学的不断进步，我们已经可以通过使用药物调节免疫系统，使患者得到良好的治疗效果，提升生活质量，但是仍然有大量的患者长期受到类风湿关节炎的困扰。他们往往没能尽早发现疾病、没有及时有效地进行治疗。他们不了解医学的进展，没有正确地认识疾病和新的治疗手段。在我国的大部分地区，这种现象仍然存在。

近几年，新型药物层出不穷，国家也通过医保政策、药物集采等手段，不断降低患者的治疗负担。越来越多的患者能够使用新型的治疗药物，并且获得良好的疗效，维持正常的工作和生活能力。

在治疗过程中，患者往往对疾病和治疗产生很多的问题，但并不是总能有充足的时间和医护人员进行探讨。因此，我们期待患者能通过阅读《一本书读懂类风湿》，了解基本的疾病知识和治疗手段，解除心中的疑惑并坚持进行简单的关节锻炼，保持良好的生活方式。

随着医学的发展，新的治疗方法和手段可能会不断涌现。但是，患者对疾病的充分认识，以及积极配合医护人员共同努力改善疾病的态度和行动，始终是所有疾病治疗的基础。

希望广大的患者和基层医院的医护人员都可以通过阅读本书，正确认识类风湿关节炎并获得相应的指导和帮助。

海峡两岸医药卫生交流协会风湿免疫病学专委会主任委员

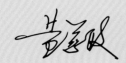

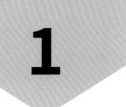

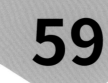

目录

第一章
风湿性疾病概论

第二章
类风湿关节炎的临床表现

105

第三章
类风湿关节炎的诊断

139

第四章
类风湿关节炎的治疗

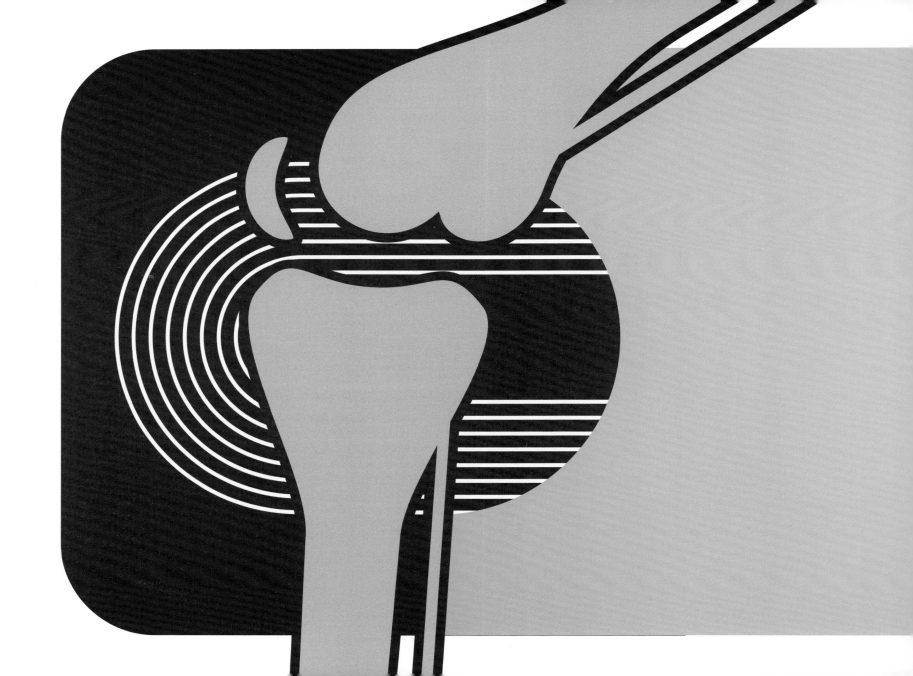

第一章
风湿性疾病概论

1 风湿性疾病是个大家族

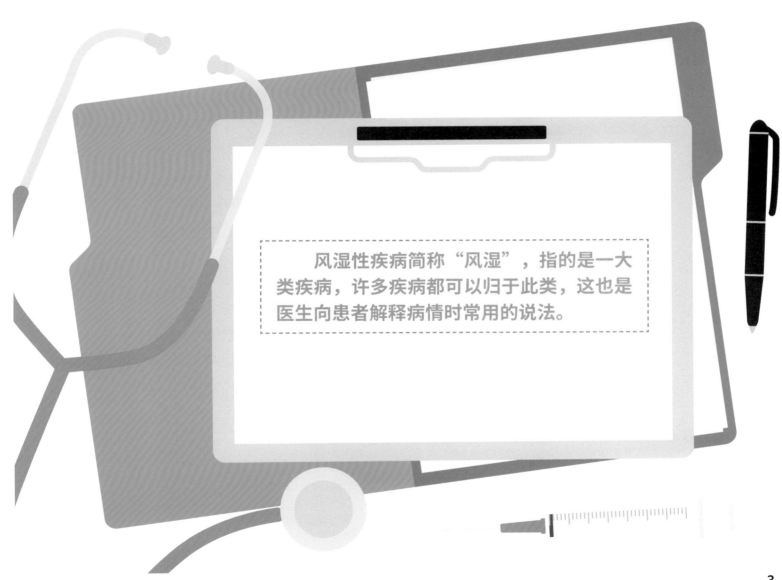

风湿性疾病简称"风湿"，指的是一大类疾病，许多疾病都可以归于此类，这也是医生向患者解释病情时常用的说法。

现在的风湿性疾病的概念，是一个西医的概念，是近代医学在翻译"Rheumatism"这个词的过程中，借鉴了中医的"风湿"这一词汇衍生而来的。风湿性疾病（rheumatic disease）指的是一大类慢性疾病，可能累及骨骼、关节和它们周围的软组织，包括肌肉、肌腱、韧带和软骨等，以及全身相关的组织和器官。

　　风湿性疾病包含了10个大类，共有100多种疾病，它们的病因多种多样，发病机制尚不完全明确，但多数与自身免疫反应密切相关。因此，和"风湿性疾病"意义相似的概念还包括"自身免疫病（autoimmune disease）"等。骨骼、关节和它们周围的软组织，这类结构也曾被称为"结缔组织"，因此这类疾病也曾被称为"结缔组织病（connective tissue disease，CTD）"。

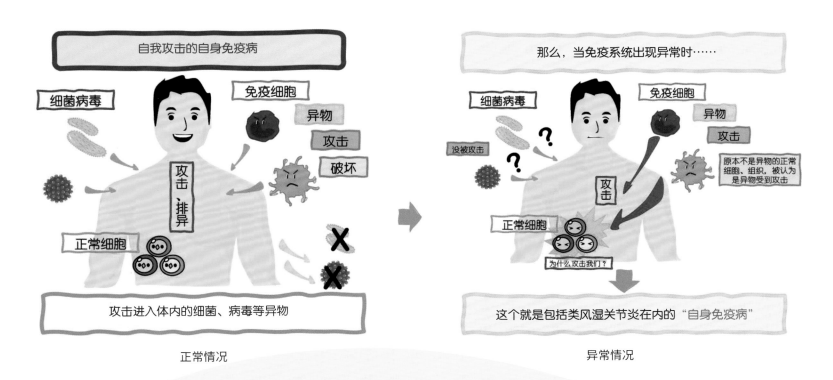

正常情况

异常情况

自身免疫疾病

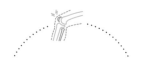

回顾历史
——西医和中医对"风湿"曾有过的表述

西医中"风湿"的概念起源于古希腊，由希腊语"Rheuma"演变而来。"Rheuma"的原本意思为"流出"。在公元前3世纪，西医的"医学之父"——希波克拉底（Hippocrates）提出了"体液学说"。在《希波克拉底文集》中，他提到"人体的体液由于湿冷从脑部流向四肢、内脏引起疾病，即为风湿"。他认为人体包括"血液、黏液、黄胆汁、黑胆汁"这4种基本的体液，对应占优势的体质则为"多血质、黏液质、胆汁质、抑郁质"。当体液失衡、进入关节间隙时，就会导致关节肿胀、疼痛，诱发疾病。

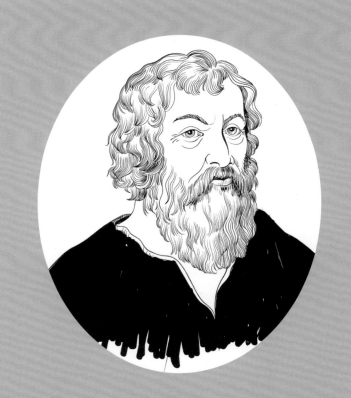

中医中"风湿"的概念起源于中国最早的医学典籍《黄帝内经》。在《素问·痹论》中，写道："风寒湿三气杂至，合而为痹也。"意思是，人在体质虚弱时，如果居住在气候寒冷潮湿的地方，或者经常淋雨、冒风雪，就会接触到风寒湿气，那么这些邪风就会进入人体经络，从而引起关节疼痛、麻木、活动不便，即"痹症"。汉代名医张仲景也在其著作中描述了"痹病、历节、狐惑"等疾病。在其著作《伤寒杂病论》的杂病篇——《金匮要略》中，他首次提出"风湿"一词。金元四大家之一的朱丹溪在《丹溪心法》中提出了"痛风者，四肢百节走痛是也，他方谓之白虎历节风证"，首次提出痛风和白虎历节。中华人民共和国成立后，专家们统一将这些疾病命名为风湿病。

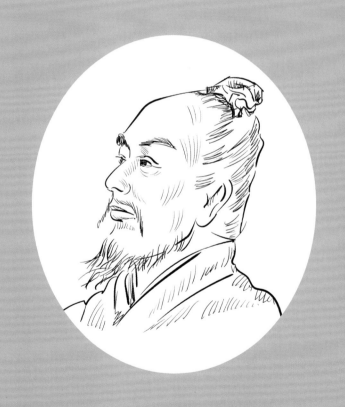

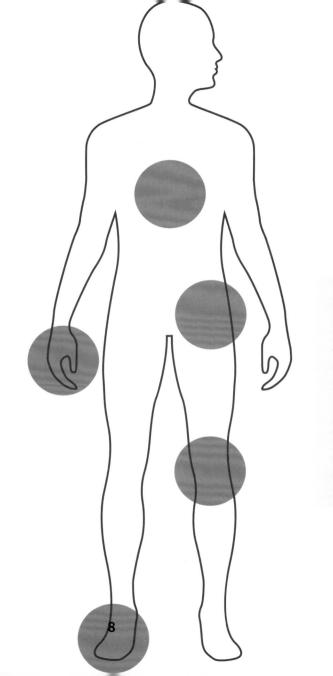

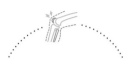

风湿性疾病的分类

一般认为，现在的风湿性疾病包括十大类：弥漫性结缔组织病，脊柱关节炎，退行性变，与遗传、代谢和内分泌疾病相关的风湿病，与感染相关的风湿病，与肿瘤相关的风湿病，神经血管疾病，骨与软骨病变，非关节性风湿病，其他有关节症状的疾病。

其中，弥漫性结缔组织病（diffuse connective tissue disease）是最典型的风湿性疾病，包括类风湿关节炎（rheumatoid arthritis，RA）、系统性红斑狼疮、干燥综合征、系统性硬皮病、炎性肌病、血管炎、抗磷脂综合征等。

脊柱关节炎包括强直性脊柱炎、反应性关节炎、炎症性肠病性关节炎、银屑病关节炎、未分化脊柱关节炎等。

其他常见的风湿性疾病中，退行性变主要为骨关节炎，骨与软骨病变主要为骨质疏松，与遗传、代谢和内分泌疾病相关的风湿病最常见的为痛风和假性痛风。

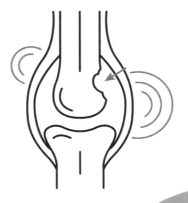

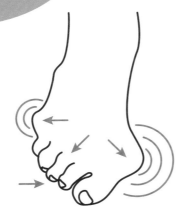

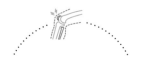

"类风湿关节炎"这一病名，由何而来呢?

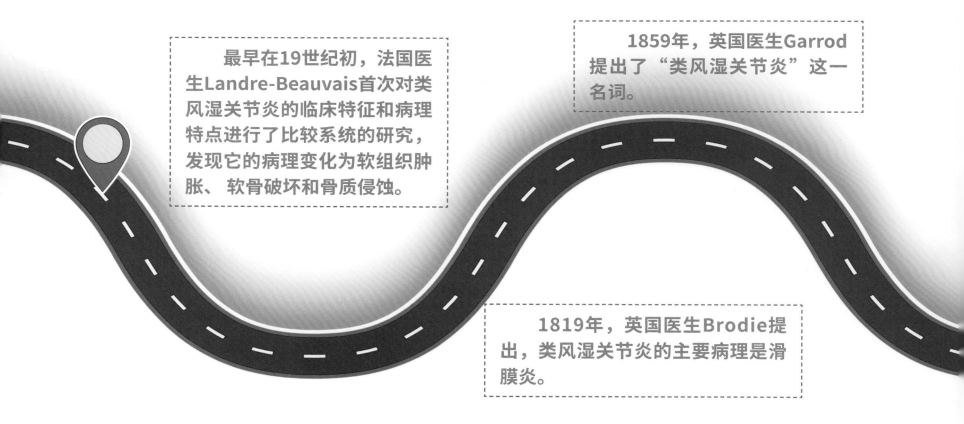

最早在19世纪初，法国医生Landre-Beauvais首次对类风湿关节炎的临床特征和病理特点进行了比较系统的研究，发现它的病理变化为软组织肿胀、软骨破坏和骨质侵蚀。

1859年，英国医生Garrod提出了"类风湿关节炎"这一名词。

1819年，英国医生Brodie提出，类风湿关节炎的主要病理是滑膜炎。

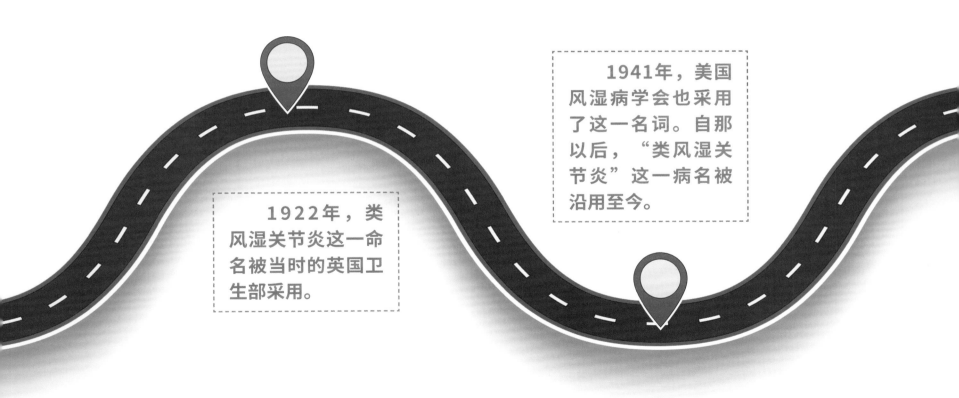

1941年，美国风湿病学会也采用了这一名词。自那以后，"类风湿关节炎"这一病名被沿用至今。

1922年，类风湿关节炎这一命名被当时的英国卫生部采用。

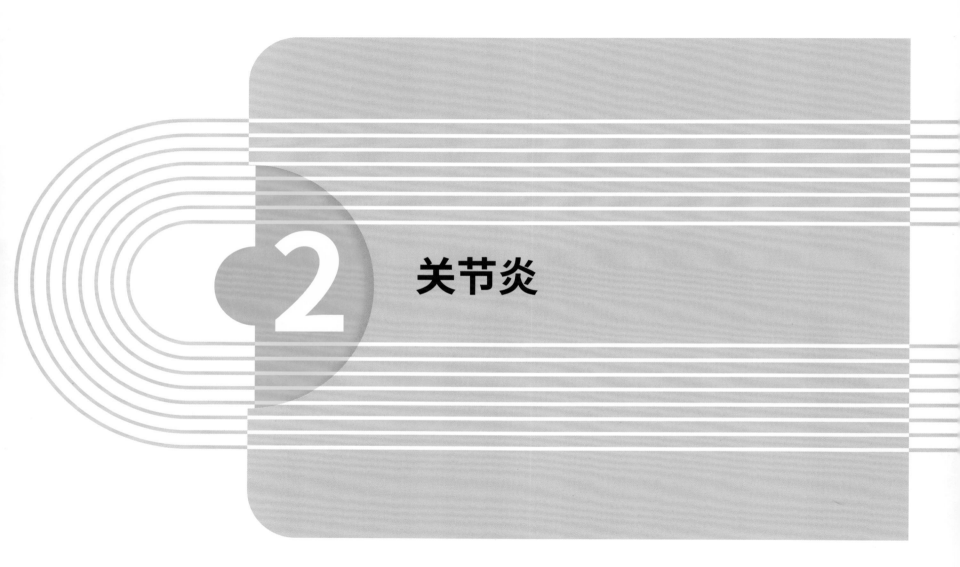

2 关节炎

关节炎是一大类影响关节或关节周围组织的疾病，种类多达100多种，表现为关节出现"炎症"，即关节出现疼痛、肿胀、活动不便等。

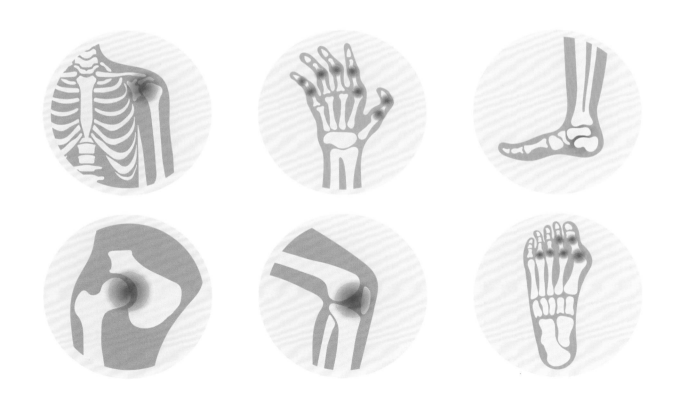

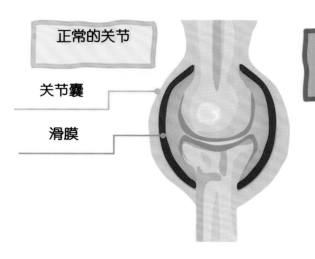

正常的关节

关节囊

滑膜

关节被关节囊包围，内侧有滑膜，分泌关节液是滑膜的主要作用，是关节屈伸的润滑剂

正常关节示意图

　　要了解关节炎，我们需要先明白什么是"关节"，什么是正常的关节结构。关节（joint）指的是骨（bone）与骨之间的一种连接形式。正常的关节结构，一般由关节面、关节囊和关节腔三部分构成。关节面是两个相邻的骨的接触面，凸起的部分叫关节头，凹陷的部分叫关节窝。骨面上覆盖着一层光滑、有弹性的软骨（cartilage），其作用是减少运动时的摩擦，减缓运动时的震动和冲击。关节囊则十分坚韧，它包绕着关节，把相邻的两个骨牢固地联系起来。关节囊的外层为坚韧的纤维层，内层为滑膜（synovium）层，比较柔软，它可以分泌出滑液，滑液具有营养关节、润滑的功能，可以减少运动时的摩擦。关节腔（joint cavity）就是关节软骨和关节囊围成的密闭间隙，正常时其中只含有少量的滑液。

关节炎（arthritis）是影响关节或关节周围组织的疾病的总称，疾病种类多达100多种，这些关节炎可以由不同的原因导致，但往往都会引发关节的"炎症"，即关节出现疼痛、肿胀、活动不便。严重的关节炎还会导致关节周围的皮肤发热，或者轻柔地抚摸就可以让患者感到明显的疼痛。

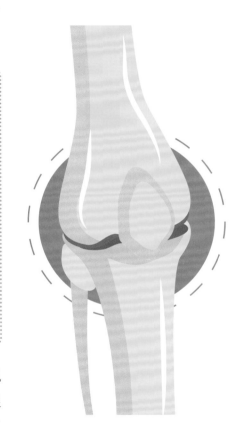

那么，单纯的关节疼痛是不是关节炎呢？比较常见的情况是，有的人可能会在阴雨天出现膝盖的单纯的疼痛，并没有肿胀和活动不便，这种情况是不是关节炎呢？

一般来说，这种情况不是关节炎。人体内有一种结构叫作"痛觉感受器"，我们的皮肤上就有很多。因此当我们出现磕碰或者受伤的时候，会有疼痛的感觉。关节里面也有同样的结构，但关节内部的"痛觉感受器"除了在磕碰和受伤时会感觉疼痛，它对气压和温湿度也很敏感。阴雨天气时，大气气压降低，空气湿度增加，因此，"痛觉感受器"很灵敏的人就会出现关节疼痛的症状，如果不伴有肿胀和活动不便，往往并不是关节炎。但是许多患有关节炎的人，由于关节结构发生了损害，他们的"痛觉感受器"会变得敏感。因此，关节炎患者在阴雨天往往容易出现关节疼痛加重的情况，还可能伴有关节肿胀和活动不便，这时就要及时就诊了。

关节炎的种类虽然非常多，但是常见的类型主要包括骨关节炎、痛风性关节炎、类风湿关节炎、脊柱关节炎和儿童出现的幼年型特发性关节炎。此外，还有一种容易和类风湿关节炎混淆的关节炎，叫作风湿性关节炎。很多其他疾病也会导致轻微的关节炎症状。风湿性关节炎曾经非常常见，但现在已经比较少见了。

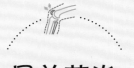

骨关节炎

骨关节炎（osteoarthritis，OA）是最常见的关节炎，也叫退行性关节炎，或者"磨损性关节炎"，也有人称其为"老寒腿"。简而言之，骨关节炎就是关节老化、骨质增生、骨赘或者骨刺形成。早期主要是关节软骨受到破坏，就像老化的机器磨损生锈了，晚期关节软骨严重破坏，无法再保护下方的骨结构，发生骨磨损，这时疼痛的症状更加严重。

骨关节炎在我国古代称之为"骨痹"，英国医生Garrod提出了"骨关节炎"这一名词。此后科学家们发现骨关节炎的病理改变为退行性病变和炎症反应。

骨关节炎患病率很高，全球范围内有5亿～6亿人患有骨关节炎，中老年人多半有骨关节炎，症状有轻有重。30岁以上即有大约10%的人发现早期骨关节炎，40岁以上有30%～40%患有骨关节炎，50岁以上高达50%，75岁以上则高达80%，80岁以上几乎达到100%。而且随着社会的老龄化和超重肥胖人群的增加，患病率还会增加。

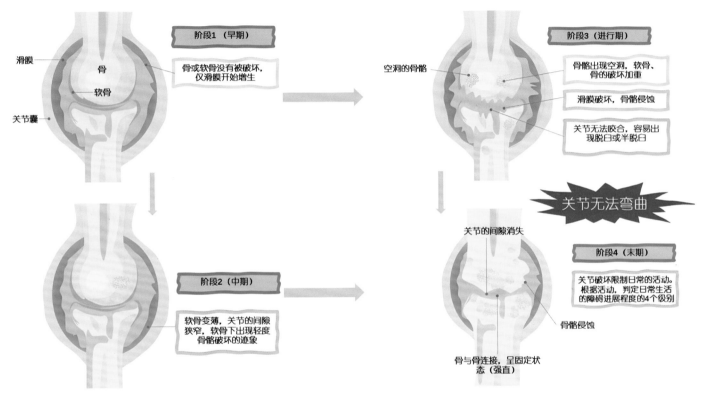

滑膜

骨

软骨

关节囊

阶段1（早期）

骨或软骨没有被破坏，仅滑膜开始增生

阶段3（进行期）

空洞的骨骼

骨骼出现空洞，软骨、骨的破坏加重

滑膜破坏，骨骼侵蚀

关节无法咬合，容易出现脱臼或半脱臼

关节无法弯曲

阶段2（中期）

软骨变薄，关节的间隙狭窄，软骨下出现轻度骨骼破坏的迹象

关节的间隙消失

阶段4（末期）

关节破坏限制日常的活动。根据活动，判定日常生活的障碍进展程度的4个级别

骨骼侵蚀

骨与骨连接，呈固定状态（强直）

骨关节炎示意图

骨关节炎有哪些症状

　　骨关节炎常出现在手关节、膝关节和髋关节，颈椎和腰椎也较常出现。**其主要表现为关节的疼痛、僵硬和活动不便，也有人会感觉到关节酸胀麻木。**骨关节炎患者的关节肿胀不太明显，往往为骨质增生导致的骨性结构的肿大，摸上去感觉较为坚硬。因为关节退化磨损，疼痛往往在活动时加重，休息后可以逐渐好转。患者常常伴有受累关节的僵硬感，即晨僵（morning stiffness），就是起床或在保持一个姿势时间太久后，感觉关节活动困难，僵硬感随着日间的活动而逐渐好转。骨关节炎的晨僵时间往往比较短，基本不超过30分钟。也有很多患者觉得经过一天的活动，晚上的僵硬和不适感更明显。

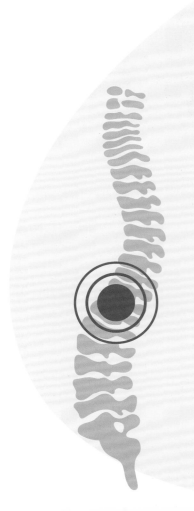
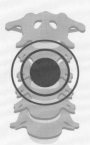

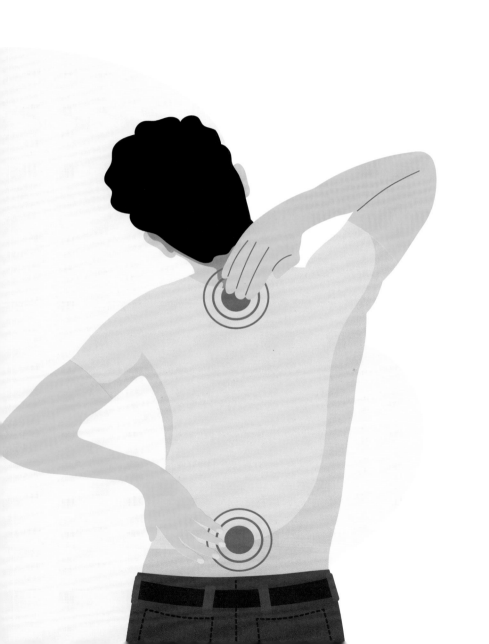

受累的关节常为负重的关节或活动较多的
关节。负重较多的关节有腰椎关节、髋关节（大
腿根或者大胯的关节）、膝关节（膝盖）和脚部
的踝关节或足小关节；活动较多的关节往往为经
常打字的人士或者经常做家务人士的手关节，经
常低头看手机、电脑的人士的颈椎关节等。

骨关节炎早期的症状往往为单纯的关节疼痛和
活动不便，如手关节、颈椎、腰椎的疼痛。早期膝关
节的疼痛通常只在上下楼梯、上下缓坡或者下蹲时
出现。

骨关节炎晚期可以出现关节的骨质增生引起的关
节肿大，严重时还会产生大量关节内滑液，即关节积
液，导致关节肿胀（常见于膝关节）。

⬚ 骨关节炎的诊断与治疗

　　到医院就诊时，医生往往会开具风湿相关的检查和关节X线检查。如果检查结果显示与风湿相关的抗体均为阴性（正常），但X线结果提示关节骨质增生或者骨赘，就可以诊断为骨关节炎。严重的骨关节炎也可以出现关节侵蚀，这种关节侵蚀往往位于关节间隙的中央，和类风湿关节炎的关节周围侵蚀表现不同。

　　骨关节炎虽然无法治愈，但是可以通过多种方法来缓解疼痛，需要注意保护关节、适当增加运动、管理体重，也可以在医生的指导下服用改善症状的药物。以上治疗方案无效时还可以接受手术治疗。

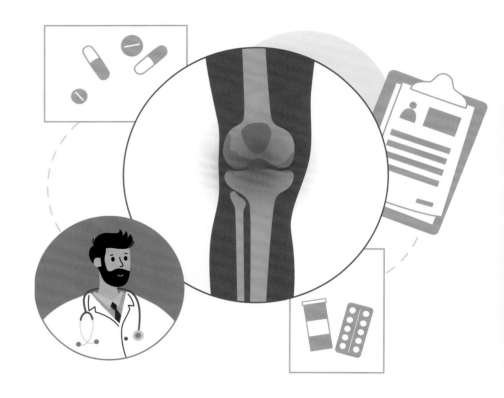

» 🗁 服用改善症状的药物

基础的治疗药物是充分补充钙剂和维生素D。其他可能改善症状的药物，包括止痛药、双醋瑞因、硫酸氨基葡萄糖、硫酸软骨素、度洛西汀等，关节腔内注射玻璃酸钠也可能有效。具体的药物处方应当由医生根据患者的病情开具，而不应自行购买使用。

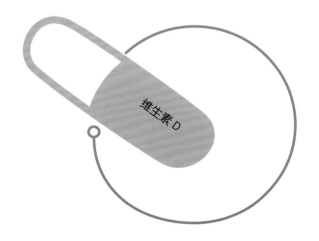

» 🗁 手术治疗

严重的膝关节或髋关节骨关节炎，药物治疗无效时，可由医生评估是否可以进行手术治疗，如膝关节置换术、髋关节置换术等。

骨关节炎的预防

随着年龄的增长，我们每个人都难以避免出现关节老化，尤其是女性或者家庭成员中有骨关节炎的人，更要注意避免加重关节损害的行为，爱护关节，延缓关节的老化。

» 避免关节损伤或过度使用

关节运动损伤或长时间活动，会增加关节发生骨关节炎的风险。例如长期跑马拉松或者长距离的爬山等活动。日常运动建议控制在半个小时到1个小时之内，避免超过2个小时。如果按照步数计数的话，控制在5000～10000步比较好，老年人控制在5000～7000步即可。

» 避免肥胖

体重过大会给关节带来更多压力，尤其是髋关节、膝关节和足部关节等承重关节，这种压力会增加关节发生骨关节炎的风险。应该通过健康的运动方式和饮食习惯逐渐减轻体重，达到标准体重。不建议极端快速减肥，既不健康，也容易反弹。

» 📁 保护关节

关节损伤会导致或加重骨关节炎。运动时选择对关节有益的、冲击力小的项目，如散步、慢跑、游泳、打太极拳或骑自行车等。这些活动对关节的损伤风险低，并且不会扭曲关节或者对关节施加太大压力。在进行对抗性运动，如足球、篮球等运动之前，应当充分热身，佩戴关节护具，避免可能导致关节损伤的动作。

» 📁 适当增加运动

每天进行半小时的中等强度的体育活动。步行、慢跑、游泳、打太极拳或骑自行车等都是很好的运动。定期进行体育锻炼还可以降低患心脑血管疾病和糖尿病等其他慢性疾病的风险，调节情绪和免疫功能。对于担心体育锻炼可能会加重骨关节炎或不确定如何锻炼的人，应在医生的指导下，循序渐进地进行运动。

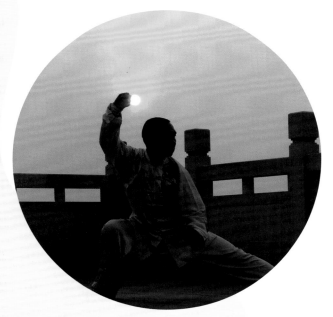

打太极拳

23

BMI

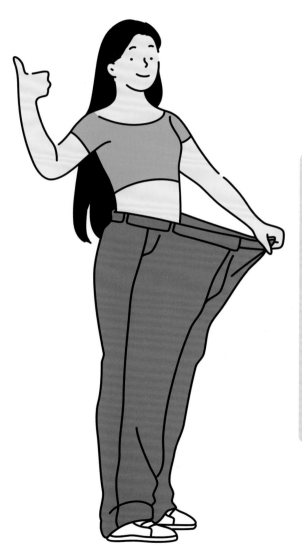

一个简单的算法是，标准体重（kg）可以简化为身高（cm）减去100，即一个身高170cm的人，标准体重约为70kg。

复杂一点的算法则是身体质量指数（body mass index，BMI），即BMI指数，简称体质指数，是国际上最常用的衡量人体胖瘦程度以及是否健康的标准之一。它的计算公式为：

$$BMI= 体重（kg）÷ 身高（m）^2。$$

我国成年人体重的评估标准：

正常体重的BMI值在18.5～23.9之间。

BMI≥24即为超重。

BMI≥28即为Ⅰ级肥胖。

BMI≥35即为Ⅱ级肥胖。

BMI≥40即为Ⅲ级肥胖。

BMI＜18.5即为消瘦。

对于超重或肥胖的人来说，减肥可以减轻关节的压力，达到并保持健康的体重可以缓解疼痛、改善关节功能并减缓骨关节炎的进展。

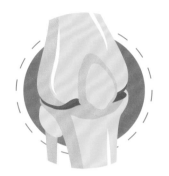

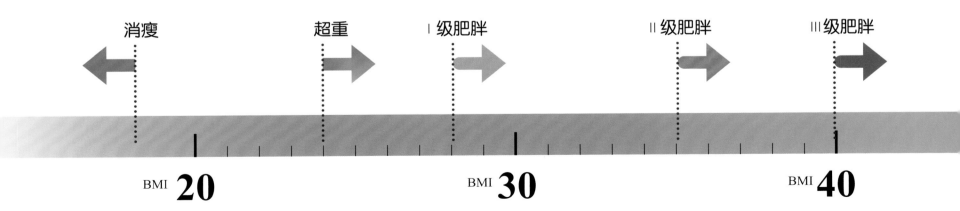

消瘦　　　　超重　　　Ⅰ级肥胖　　　　　　Ⅱ级肥胖　　　Ⅲ级肥胖

BMI **20**　　　　　　　　　BMI **30**　　　　　　　BMI **40**

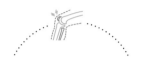

痛风性关节炎

痛风性关节炎（gouty arthritis），简称痛风（gout），是尿酸盐晶体沉积导致的晶体性关节炎，与嘌呤代谢紊乱和/或尿酸排泄减少所致的高尿酸血症相关。痛风常见于中老年男性和绝经后女性，近年来青年人发病的越来越多。

痛风的关节疼痛在急性发作时非常严重，常常表现为单个关节突然出现的疼痛、肿胀，局部皮肤发红、发热，甚至手轻轻地触摸或者被子拂过局部皮肤都会让患者感到剧烈疼痛。

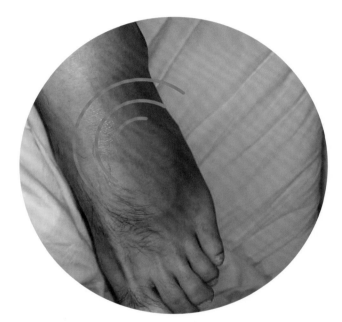

痛风急性发作

痛风命名记

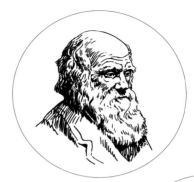

关于痛风性关节炎这一名称的由来，有两种说法，其中一种是说，疼痛非常剧烈，风轻轻地吹过就感到疼痛。另外一种更广为人知的说法是说痛风的发作就像一阵风一样，突然来，突然消失，来去无影踪。

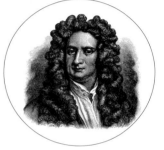

痛风曾经被称为"富贵病"或"帝王病"，因为以前只有帝王或者富人才会得这个病。我国古代金元四大家之一的朱丹溪首次提出"痛风"这一名词，称之为"白虎历节"或者"痛痹"。西医的"医学之父"希波克拉底曾称痛风为"不能步行的病"，他认为痛风是富人的关节炎，而风湿是穷人的关节炎。他还提出："太监不会得痛风，女性在更年期以后才会得痛风，痛风常在春秋两季发生"。

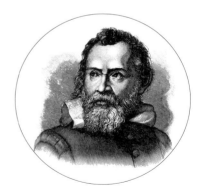

痛风的英文"gout"来源于拉丁文"gutta"，是"一滴"的意思，当时人们认为一滴一滴的毒素进入关节导致发病。很多名人，比如我国的忽必烈、白居易、刘禹锡、卢照邻等，外国的牛顿、达尔文、歌德、伽利略等都是痛风患者。

痛风的症状

痛风首次发作的关节常为第一跖趾关节，即大脚蹬趾趾根部。初次发作后，往往经过1～2年才会经历第2次发作。但是如果不经过正规治疗，疼痛常常逐渐累及足背关节、踝关节、膝关节等多个关节，晚期患者手关节和肘关节也容易受累。一旦痛风发作，就应引起重视，积极就医，否则随着病情的发展不仅受累关节增多，每次发作的时间也会延长，发作的时间间隙也会逐渐缩短。

严重的慢性痛风，除了累及关节导致关节炎，还可以累及肾脏，导致肾脏尿酸盐结晶，逐渐形成肾结石，晚期甚至可引起肾积水或者肾功能不全、肾衰、尿毒症。

除了疼痛的折磨，部分痛风患者还会出现痛风石（tophus）。痛风石指的是尿酸盐结晶在皮肤之下聚集形成的团块。它是痛风特有的表现，常出现在耳廓软骨，也可出现在关节的周围，是皮肤之下的、大小不一的、隆起的黄白色团块。包裹痛风石的皮肤菲薄，极易破溃，破溃后可排出黄白色粉状或糊状物，破溃后难以愈合。关节内大量沉积的痛风石可造成关节的骨质破坏。

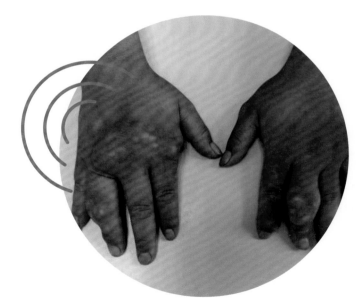

痛风患者的痛风石

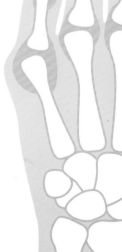

痛风的诊断

痛风患者往往合并肥胖、糖尿病、高血压、高脂血症、脂肪肝等，这些人群是当之无愧的"三高人群"（"三高"即高血糖、高血压、高血脂）。近年来随着生活水平的改善，这一群体越来越庞大，痛风的人群也越来越多，甚至出现了很多青少年患者和儿童患者。

因此，痛风患者就诊时，医生往往开具血常规、尿常规、全套的生化检查，包括肝功能、肾功能、血糖、血脂等，以及腹部的彩超检查。通过这些检查结果，医生可以充分评估痛风患者是否合并"三高"，是否存在脂肪肝、肾结石等。这些指标还应当定期复查。如果症状不明显，不容易判断时，医生还可以通过X线片、关节彩超和双能CT进行评估，后两种检查比X线片更容易分辨出痛风性关节炎。通过关节彩超，医生可以看到尿酸盐在软骨上的沉积，叫作"双轨征"，也可以看到痛风石，表现为"暴风雪征"。双能CT是普通CT经过特殊的处理，让尿酸盐和痛风石显示为绿色，检查结果直观明了，即使是没有医学知识的人也可以一眼就分辨出来。

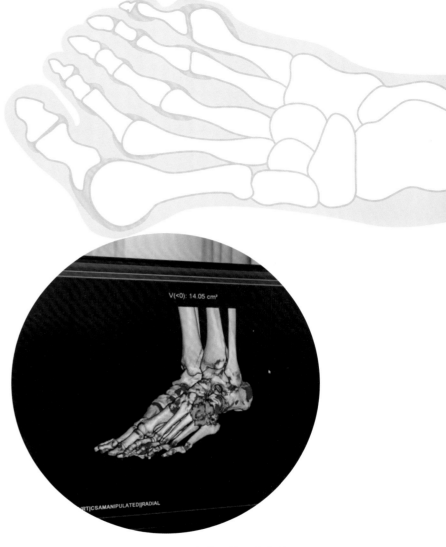

痛风石患者的双能CT影像，绿色的团块即为痛风石

痛风的治疗

痛风是常见病，但痛风的规范化治疗普及程度仍然不高，不仅很多患者不了解药物的用法，一些基层医院的医生也不一定了解最新的痛风的规范化药物治疗方案。

» 到正规医院的风湿免疫专科就诊十分必要

医生根据具体的病情选择合适的用药。药物的使用应当在医生的指导下正确使用。所有的药物理论上都可能造成肝肾损伤，因此，血常规、肝肾功能出现异常时须调整治疗。

» 控制急性发作时的疼痛

急性发作时的治疗药物包括秋水仙碱和非甾体抗炎药，如布洛芬、双氯芬酸、塞来昔布、依托考昔。这些药物越早服用效果越好，在刚刚有要发作的感觉时服用效果最好。疼痛时不建议热敷、过度运动。

关于秋水仙碱，最重要的一点是不要按照说明书的方法服用，那是旧的方法，现在已经不用了。目前的推荐剂量一般是每次1片（0.5毫克/片），一天1～3次。吃几次后可以根据症状酌情自行调整，建议逐渐减量直至停用。它的肝肾损伤副作用实际上比较小，出现腹泻时可以酌情减量，一般每天1～3片不太容易导致腹泻。

止痛药则种类很多，可以根据病情选用适合自己的药物。但止痛药容易伤胃，不要同时使用两种止痛药。肠胃不舒服时需要同时服胃药或者到医院就诊。

一些中成药也有止痛功效，比如正清风痛宁、痛风定胶囊等。此外，由古方四妙散制成的中成药四妙丸止痛效果也很好，副作用相对也比较小。

上述治疗无效的时候，可以在医生的指导下使用糖皮质激素，如泼尼松，或者关节腔注射糖皮质激素类药物，但不应自行使用。有些患者自行滥用糖皮质激素药或者含糖皮质激素的"偏方药"，后期可能会出现严重的消化道出血、感染等情况。此时往往病情复杂、危重、难治，不应当继续使用糖皮质激素药物，可以考虑使用促皮质素帮助改善皮质功能，减少副作用。

如果存在不适合使用糖皮质激素的情况，国外还批准了一种药物，叫作白细胞介素（interleukin，IL）-1抑制剂，它也被用来治疗类风湿关节炎，可以在前面多种药物治疗无效的时候使用。目前国内常用的一种具有抑制IL-1作用的药物是双醋瑞因，它是用于治疗骨关节炎的药物，对于同时遭受骨关节炎和痛风折磨的患者十分适合，副作用较小。

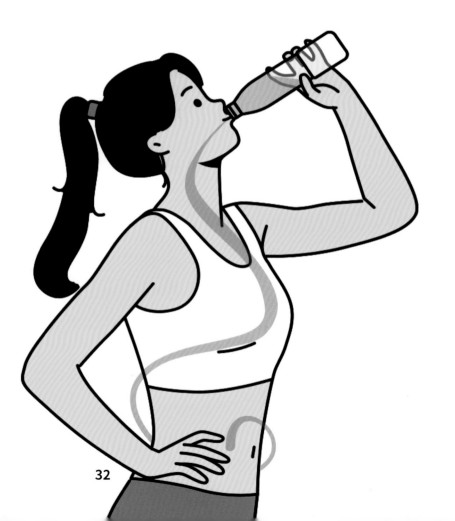

» 🗁 降尿酸治疗

降尿酸治疗对于预防以后的急性发作非常重要。

改变饮食和生活方式，例如多饮水、适当减轻体重，限制饮酒，低嘌呤、低糖、低油饮食，是非常重要的基础治疗。

停止使用与高尿酸血症相关的药物也会有所帮助。如治疗高血压时，如果使用了利尿剂，这时可以咨询心内科医生是否可以调整为其他类型的降血压的药物。

对于改善生活方式后尿酸仍高，频繁急性发作或者慢性痛风的患者，医生可能会建议使用别嘌醇、非布司他或者苯溴马隆等药物进行降尿酸治疗。但此类治疗应从小剂量开始，逐渐加量，使尿酸稳定于合适的目标值。患者服药时切忌心急，应遵医嘱服药。

在降尿酸的过程中，前3～6个月患者往往会出现比较频繁的急性发作，这是尿酸下降和波动导致的必经过程，也可以叫作"溶晶痛"。它是由于血尿酸水平下降后，关节内痛风结晶溶解，再次诱发痛风的炎症反应和急性发作，往往尿酸越高、痛风石或者痛风结晶越多的人，溶晶痛越明显。

所以有时候医生会根据尿酸水平建议降尿酸药物从小剂量起始（每天半片甚至1/4片），逐渐加量，达到目标，后期就会改善。这一阶段如果频繁发作的话，可以考虑联合使用秋水仙碱预防发作。

在作用机制方面，苯溴马隆是促进尿酸排泄的，因此服用时一定要大量饮水效果才好，肾结石患者则不能服用。别嘌醇和非布司他是减少尿酸生成的。我国有10%～20%的人由于携带HLA-B5801基因，可能发生别嘌醇相关的严重过敏反应，因此使用别嘌醇之前最好查一下这个基因。这三种药物是主要的降尿酸药物。

如果患者合并肾结石或肾脏尿酸盐结晶，可以考虑联用碱化尿液的药物，如碳酸氢钠、枸橼酸氢钾钠、枸橼酸钾等。它们是辅助降尿酸的药物，疗效相对前三种药物弱一些，单用效果不太明显，选择其中一种使用即可。

现在国内外还有一些新药在研发中。一些国外已经上市的药物，比如促进尿酸排泄的雷西纳德、直接溶解尿酸的尿酸氧化酶类药物，在不久的将来国内也将上市。

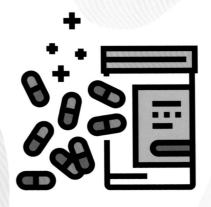

痛风的预防

　　痛风常在高尿酸血症的基础上发生。高尿酸血症（hyperuricemia，HUA）指的是血液中的尿酸值＞420μmol/L。最新的标准指出，不论男性还是女性，只要血液中的尿酸值＞420μmol/L就可以诊断为高尿酸血症。但并不是所有的高尿酸血症都会发展为痛风，只有5%～20%的高尿酸血症患者会发展为痛风，尿酸水平越高，发展为痛风的概率也越高。通过药物和自我管理一般都能够有效地治疗和控制病情。

» 🗁 拒绝高嘌呤饮食

除了众所周知的高嘌呤食物，即海鲜、红肉（一般指牛肉、猪肉、羊肉）、动物内脏，饮酒（所有种类的酒，包括啤酒、白酒、洋酒、黄酒等），吃过多的甜食，喝含糖饮料这些行为都会使尿酸升高。

肥胖的人身体中细胞多，嘌呤含量本身就高，身体的新陈代谢也会将其分解为尿酸。

患有肾脏疾病的人群，或者使用利尿剂改善高血压或者心力衰竭的人群尿酸排泄也会受到影响，进而出现高尿酸血症。

» 🗁 避免发作诱因

除饮食外，寒冷、负重、创伤等也是常见诱因。避免过度劳累，避免过度运动，避免剧烈情绪波动，休息好，睡眠佳，避免寒冷刺激。

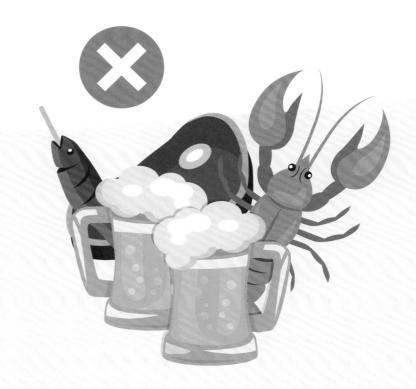

最好的保护关节的方式，是通过良好的治疗避免痛风反复发作，从而损伤关节。每多一次痛风发作，关节受损就会进一步加重。曾经受过运动损伤或者外伤的关节更容易发生痛风。

尽量选择对关节有益的、低冲击力的、不易受伤的活动，如步行、慢跑、游泳、打太极拳或骑自行车等。

在进行对抗性运动，如足球、篮球等运动之前，应当充分热身，佩戴关节护具，避免可能导致关节损伤的动作，尽量把运动时间控制在1～2个小时之内，避免因剧烈活动或突然受凉诱发痛风急性发作。

尽可能每天进行半个小时的中等强度体育活动。适量运动有助于降低体脂，能帮助预防各种并发症，也能让整体代谢功能得到改善，还能改善情绪和活动能力。

在痛风急性发作的时候要暂时停止运动计划，待疼痛缓解以后再开始运动。恢复运动时应当循序渐进，每次活动的程度和时间应当以不加重关节疼痛为标准，避免因剧烈活动或突然受凉诱发痛风急性发作。健身锻炼出汗后应及时补充水分或含电解质的饮用水。

运动频率控制在每天30分钟，每周5天即可。

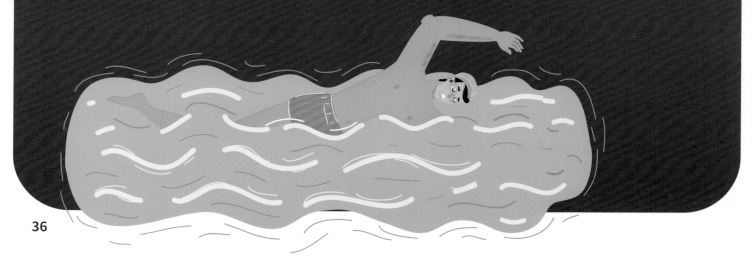

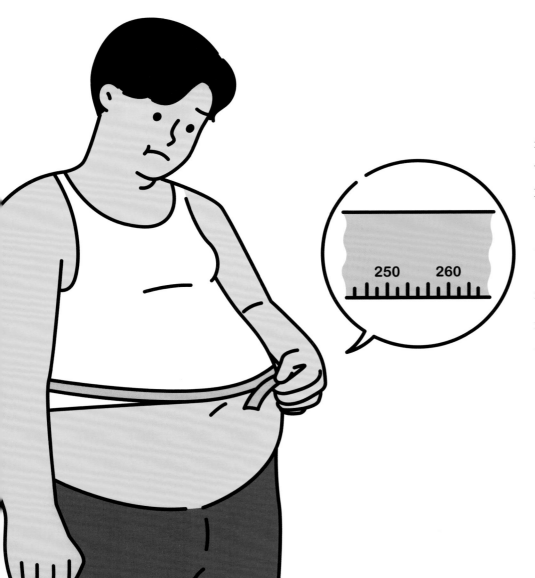

» 📂 **适当减轻体重，保持标准体重**

对于超重或肥胖的人来说，减肥可以减轻关节的压力，达到并保持标准体重（标准体重的计算方法见第24页），可以缓解疼痛、改善关节功能，并减缓骨关节炎的进展。

不要快速减肥，容易反弹，每月减1kg即可。

即使对于体重处于正常范围的人群，如果有局部脂肪较多，比如小肚腩或"游泳圈"，通过适当运动和健康饮食减去局部脂肪，也是有利于改善尿酸和整体代谢水平的。

» 🗁 健康的饮食方案

原则：低嘌呤、低糖、低油脂。

> 　　总结一下自己患病之前的饮食偏好，寻找自己的发病诱因，尽量避免同样的食谱。如果食用某种食品后身体有任何不适，应立刻停止食用此类食物。

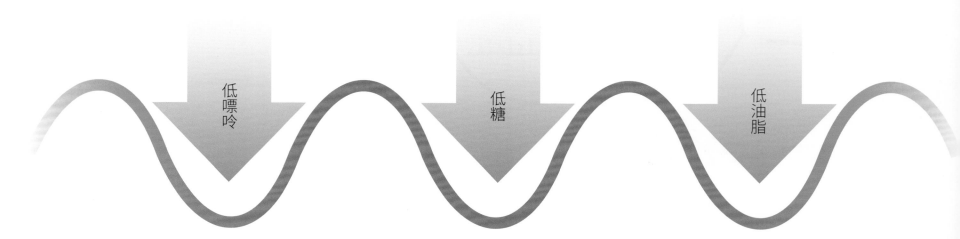

低嘌呤　　低糖　　低油脂

（1）多饮水，促进尿酸排出。每日保持尿量2000～3000mL，饮水量应高于此值。可以喝白开水、纯净水、淡茶水、柠檬水（无糖或少糖）、纯牛奶（低脂或者脱脂更好）、少糖酸奶（少量）、含糖少的咖啡（少量）。不建议喝含糖饮料和各种酒类（各种酒类包括红酒都会升高尿酸）。避免喝浓茶和浓咖啡。晚上睡前喝一杯水，避免夜间尿液浓缩。苏打水饮料虽然对尿酸排出有益，但效果并不显著，长期大量饮用不利于控制血压，不建议长期大量喝，更不能依赖苏打水而放弃饮食控制。

（2）不吃甜食，不喝奶茶等各种含糖饮料，包括果汁。

（3）不喝骨头汤、肉汤、鸡汤、鱼汤、米线汤、海鲜汤、火锅汤，其中嘌呤含量高。

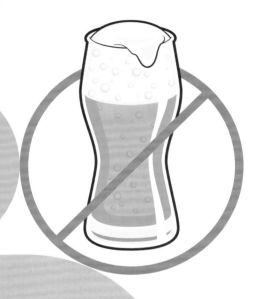

（4）要吃优质蛋白质，即鸡蛋、牛奶和适量的瘦肉（鸡肉和猪肉嘌呤相对低一点，每天50～100g即可，发作期可适当减量），每日一个鸡蛋一般是可以的。

（5）建议多吃蔬菜，蔬菜含大量钾、钙、镁等元素，有利于提高尿液pH值，促进尿酸排出。大部分绿叶蔬菜的草酸含量并不高。对于菠菜等少数高草酸蔬菜，建议用沸水焯过，去掉大部分草酸再吃。蔬菜应少油烹调。蔬菜沙拉可以吃，但是要用清淡的拌料，很多沙拉酱嘌呤含量都很高。

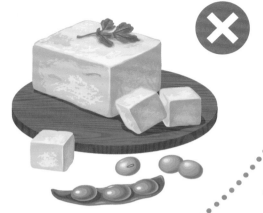

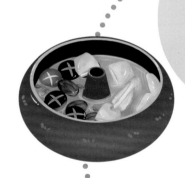

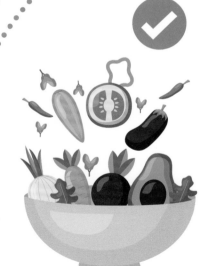

（6）豆制品如豆腐丝、豆腐干等嘌呤含量较低，可以少量食用，如果肾功能有损害，每日的蛋白质总量需要控制。喝豆浆不易诱发痛风发作，每日饮用不超过1杯。少吃仿肉豆制品，不吃豆腐经过油炸、卤制等做成的小零食。

不建议采用生酮饮食，不建议大量服用蛋白粉类产品。部分人群比较敏感，此类饮食会导致尿酸快速升高至很高的水平，可能会导致肾脏负荷增加，发生肾功能损害。

（7）水果、杂粮和主食正常吃。水果每日200～300g即可，虽然嘌呤含量较低，但水果中往往糖分含量高，不建议多吃，樱桃最为推荐。小米等杂粮嘌呤含量低于大米，而钾、镁含量高于大米，推荐吃杂粮饭。红小豆、芸豆、豌豆等淀粉豆类嘌呤含量虽然较高，但低于黄豆，抓一小把熬粥是可以接受的。

（8）注意饮食中限制盐和烹调油，注意控制血压和血脂，避免并发其他慢性病。鸡精、味精也应少用。酱油和调味汁嘌呤含量也较高。

（9）野生菌含嘌呤比较高，烹调时偶尔放几朵木耳或几片香菇调味是可以的，但建议少吃，浓菌汤之类尤其不适合食用。

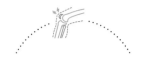

脊柱关节炎

脊柱炎指的是脊柱关节，包括颈椎、胸椎、腰椎关节出现疼痛、活动不便。强直性脊柱炎，顾名思义指的是脊柱关节出现疼痛、无法活动、变得僵硬的一种疾病。后来，人们又发现了一些和强直性脊柱炎相似的疾病，并将这一类疾病统一称为脊柱关节炎。

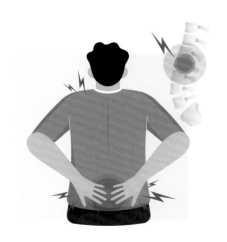

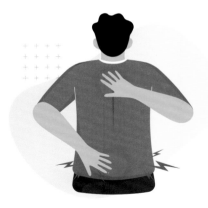

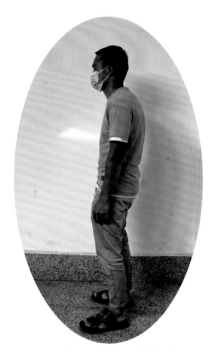

强直性脊柱炎患者

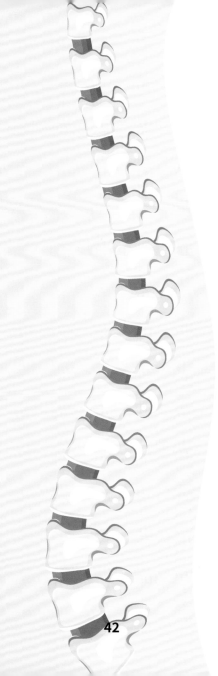

　　脊柱关节炎（spondyloarthritis，SpA），过去也曾称血清阴性脊柱关节病（seronegative spondyloarthropathy），是一类主要累及脊柱关节、韧带和肌腱的慢性炎症性风湿性疾病的总称。其中，最典型的就是强直性脊柱炎，也叫放射学阳性的中轴型脊柱关节炎（radiographic axial spondyloarthritis，r-axSpA）。强直性脊柱炎（ankylosing spondylitis，AS）是脊柱关节炎的经典类型。强直指的是关节因为各种原因导致失去活动能力、变得僵硬的一种状态。中国古代的《黄帝内经》《素问·痹论》记载"肾痹者，善胀，尻以代踵，脊以代头"，描述的就是强直性脊柱炎的症状。直到1963年，国际抗风湿联盟将此病命名为强直性脊柱炎并沿用至今。

　　其他类型的脊柱关节炎包括反应性关节炎（reactive arthritis，ReA）、银屑病关节炎（psoriatic arthritis，PsA）、炎症性肠病性关节炎（inflammatory bowel disease arthritis，IBDA）、幼年脊柱关节炎（juvenile-onset spondyloarthritis）、放射学阴性的中轴型脊柱关节炎（non-radiographic axial spondyloarthritis，nr-axSpA）、外周型脊柱关节炎（peripheral spondyloarthritis）及未分化脊柱关节炎（undifferentiated spondylarthritis，uSpA）。

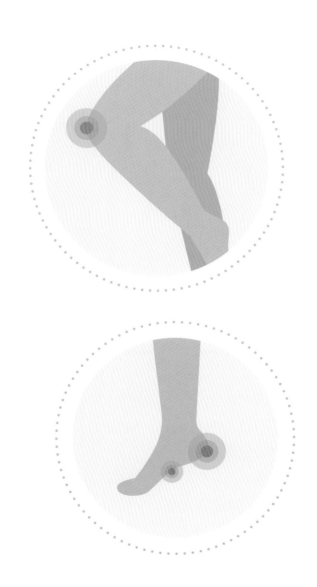

脊柱关节炎的症状

　　不同类型的脊柱关节炎具有多种共同的临床特征，最突出的特征是中轴关节，包括脊柱关节、骶髂关节和髋关节的炎症，尤其是骶髂关节的炎症。

　　患者可能合并外周关节炎，常累及下肢关节，包括膝关节、踝关节等，症状往往左右不对称。

　　患者还可能出现指炎或趾炎，即整根手指或脚趾的肿胀、疼痛，而不仅仅是某个手或足关节的炎症。这种弥漫的肿胀导致手指或者脚趾像一根腊肠，因此也叫腊肠指或腊肠趾。

　　脊柱关节炎的病理特点为附着点炎。附着点即韧带或肌腱（肌肉的末端）在骨骼上附着和接触的位置。附着点炎可导致局部肿胀、疼痛等不适，最常见的附着点炎为跟腱炎，即足跟的后部出现肿胀和疼痛。此类疾病与HLA-B27基因密切相关，患者经常有脊柱关节炎的家族史。

　　脊柱关节炎的常见表现是慢性腰背痛，这种腰背痛常在早晨起床时或者白天久坐以后出现，活动以后往往明显好转，因此早期往往不受重视，可能误以为是腰椎病。很多患者疼痛时，自己口服非甾体抗炎药即常见的消炎止痛药物后，就可以明显好转，因此往往也会导致延迟就诊。

病情严重时，患者会出现夜间尤其是下半夜的明显的腰背痛，可能会在睡眠中痛醒，也可能出现睡醒时颈椎、腰椎活动不便和僵硬感。脊柱关节炎患者的晨僵往往超过1小时。

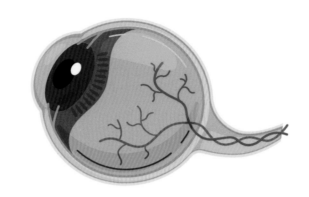

患者还可能出现眼睛的炎症，最常出现葡萄膜炎，可能表现为急性的单侧眼睛疼痛、发红、怕光和视力下降。一旦出现眼部的葡萄膜炎，应及时就诊，尽早积极治疗，延迟就诊可能会导致失明。

除了共同的慢性腰背痛和附着点炎以外，不同类型的脊柱关节炎可能有不同的表现。

强直性脊柱炎

强直性脊柱炎，指的是X线片可以看到明显的骶髂关节病变或者脊柱关节强直改变的脊柱关节炎。

反应性关节炎

反应性关节炎，指的是感染后，由于身体的免疫反应，而不是感染本身，导致的脊柱关节炎。常见的感染是泌尿系统或者胃肠道的感染，患者往往在感染后1~4周时出现膝关节或者某个关节的肿胀和疼痛，往往是单个关节的炎症，还可能出现附着点炎和指/趾炎。

银屑病关节炎

　　银屑病关节炎，指的是患者同时患有银屑病（牛皮癣）或者有银屑病家族史的脊柱关节炎。这种关节炎除了累及腰背部以外，还会影响手的远端指间关节，还可能会引起关节的早期破坏，一旦发现，需要尽快积极治疗。患者还可能出现银屑病的指甲改变、附着点炎和指/趾炎。

炎症性肠病性关节炎

　　炎症性肠病性关节炎，指的是患者同时患有炎症性肠病即溃疡性结肠炎或者克罗恩病的脊柱关节炎。

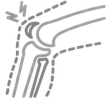

幼年脊柱关节炎

　　幼年脊柱关节炎，指的是患者为16岁以下的脊柱关节炎。

放射学阴性的中轴型脊柱关节炎

　　放射学阴性的中轴型脊柱关节炎，指的是患者在X线上尚未表现出明显的骶髂关节病变，但MRI已经可以看到中轴关节受累和炎症的脊柱关节炎。它也曾被称为未分化脊柱关节炎，即比较早期的脊柱关节炎。

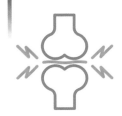

脊柱关节炎的诊断与治疗

患者就诊时，医生常开具HLA-B27检查、骶髂关节X线、CT和MRI，以及其他受累关节的影像检查或者关节彩超。如果HLA-B27阳性，骶髂关节出现脊柱关节炎的特征性改变，则诊断为脊柱关节炎。

随着医学的发展，现代医学已经有了很多疗效很好的治疗脊柱关节炎的药物，可以避免患者的关节发展到关节强直的阶段。

最常用的治疗药物是非甾体抗炎药，如果它们疗效不佳，可以使用柳氮磺吡啶、沙利度胺等药物。如果疗效仍然不理想，经过医生评估，可以考虑使用生物制剂。目前生物制剂的种类有很多，可以治疗

脊柱关节炎的主要是肿瘤坏死因子（tumor necrosis factor，TNF）抑制剂、IL-17抑制剂，还有疗效接近生物制剂的口服药，如Janus激酶抑制剂（JAK抑制剂）。如今，这些曾经昂贵的药物不仅价格下降，还纳入了国家医保统筹支付。因此，尽早就诊，在医生的指导下尽早开始使用规范的治疗药物，可以有效治疗脊柱关节炎，让患者和健康人一样，拥有良好的生活质量。

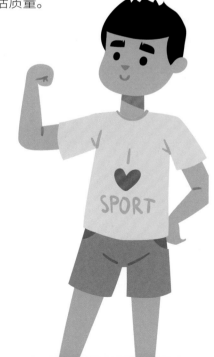

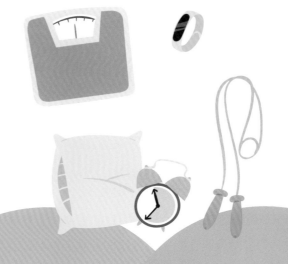

脊柱关节炎的预防

许多风险因素是不能改变、无法控制的。比如，男性往往更容易出现脊柱关节炎，而HLA-B27是人天生具有的一个基因。但是仍然有一些因素是可以尽量控制和改变的。改善疾病的行为包括：

» 🗁 戒烟

吸烟会增加患脊柱关节炎的风险，并使疾病恶化，还可能导致其他的疾病。

» 🗁 避免感染

许多微生物病原体，如细菌和病毒，可以感染人体，避免胃肠道和泌尿系统感染可以减少反应性关节炎的发生。

» 🗁 保持健康的体重

健康的饮食和体育活动可以帮助减轻体重并保持健康的体重，进而减轻关节的负担。

» 🗁 避免关节损伤

关节损伤或过度使用，可能会损坏关节并导致脊柱关节炎症状加重。

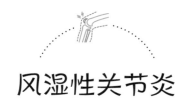

风湿性关节炎

风湿性关节炎（rheumatic arthritis）是急性风湿热的患者出现的关节炎。急性风湿热（acute rheumatic fever，ARF）是患A组溶血性链球菌（group A streptococcus，GAS）咽峡炎以后，体内发生免疫反应导致的疾病。

ARF并不是链球菌直接感染导致的疾病，于冬春季多见，6～15岁儿童好发，3岁以下幼儿比较少见，男孩和女孩患病情况没有明显差别。它可能会累及心脏、关节、大脑、皮肤及皮下组织等器官。

1944年，Jones首先提出诊断标准。

1932年，抗链球菌溶血素O（antistreptolysin O，ASO）对本病的诊断意义得到进一步证实。

1931年，科学家们发现了A组溶血性链球菌与风湿热的关系。

1808年，David Dundas首次提出了"风湿热"这一名词。

1676年，Sydenham最先将急性风湿热的临床表现描述为"主要侵犯青少年的剧烈的游走性关节疼痛并伴有红肿"。

急性风湿热的症状

急性风湿热的患儿在GAS咽峡炎以后的2～3周内可出现多种症状，约一半的患儿会出现风湿性心脏病（rheumatic heart disease，RHD），如心肌炎，严重时可危及生命。慢性反复发作的患儿可出现慢性风湿性心脏瓣膜病变，简称"风心病"。现在许多中老年人患有"风心病"，就是因为儿童时期的风湿热没有得到及时有效的治疗，反复发作导致的。随着医疗条件的改善，我们的目标是让患儿及时得到有效的治疗，不再出现"风心病"。

❀ 少数急性风湿热患儿大脑受累时可以出现"舞蹈病（chorea）"，即突然的、没有规律的、不自主的面部和四肢肌肉的快速运动，如伸舌、歪嘴、皱眉、挤眼、耸肩等，同时可能出现说话异常、微细动作不协调。这些异常活动在兴奋或注意力集中时可能加剧，入睡后可自然消失。

❀ 病情累及皮肤时可能出现像环形一样的红斑。

❀ 病情累及皮下组织时可能出现皮下的小的团块。

❀ 约半数的急性风湿热患儿可能出现风湿性关节炎，常为急性风湿热的最早表现，它的特点是游走性多关节炎，即多个关节出现疼痛、肿胀和活动不便，这些症状常在不同时间段出现在不同关节，时而这些关节肿痛，时而其他关节肿痛，就好像是关节炎从这些关节"游走"或"转移"到其他关节，故叫作游走性多关节炎。肿痛关节多为膝关节、踝关节、肘关节等大关节，经过正规治疗后，关节炎可以完全治愈，不留后遗症。

❀ 急性风湿热患儿可能曾经患有链球菌感染、猩红热或者风湿热，除了可能出现游走性多关节炎、心脏病、"舞蹈病"、环形红斑和皮下小团块以外，还可能出现发热、单纯的关节痛、全身不适、精神差等表现。家长应注意观察儿童的症状和行为。

急性风湿热的诊断与治疗

就诊时，医生会开具抗链球菌溶血素O（简称"抗O"）、血沉、C反应蛋白、心电图、心脏彩超等检查，寻找链球菌感染的证据和评估可能受累的器官。

» 保证休息

在医生的指导下，充分卧床休息对康复十分重要。

» 治疗链球菌感染

诊断风湿热后，无论是否还有咽炎的症状，医生都会使用青霉素、头孢菌素等药物进行抗菌治疗。

» 治疗关节炎

关节炎患儿可使用阿司匹林改善关节症状。

» 治疗心脏炎

出现心脏炎时建议早期使用糖皮质激素治疗，并针对心脏病的各种不适症状积极治疗。

» 治疗"舞蹈病"

对于"舞蹈病"患儿，医生会给予镇静剂控制异常行为。

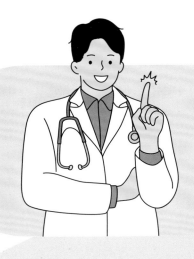

急性风湿热的预防

应用链球菌疫苗、及时诊断和抗生素治疗链球菌感染可以预防风湿热的初次发作。因为风湿热有可能复发，引起多种后遗症，因此预防复发也非常重要。预防复发的主要措施包括：

» 抗生素治疗

预防风湿热复发首选的药物是长效青霉素即苄星青霉素，肌内注射，每个月1次。如果患儿青霉素过敏，可改用其他抗生素口服治疗。

» 预防时间

预防时间至少为5年，心脏病患儿应至少使用预防药物10年，或者直到成年。有严重心脏病的患儿，建议终身使用预防药物。计划终止预防治疗时，应与医生充分沟通并请医生评估再次感染链球菌的风险和心脏瓣膜疾病的严重程度。

» 特殊情况

风湿热或风湿性心脏病的患儿如果需要拔牙或接受其他手术前要与医生充分沟通病史，术前、术后服用抗生素，以预防细菌性心内膜炎。

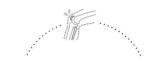

幼年型特发性关节炎

幼年型特发性关节炎（juvenile idiopathic arthritis，JIA）指的是发病年龄在16岁以前，发病原因不清楚，持续时间为6周以上的关节炎。

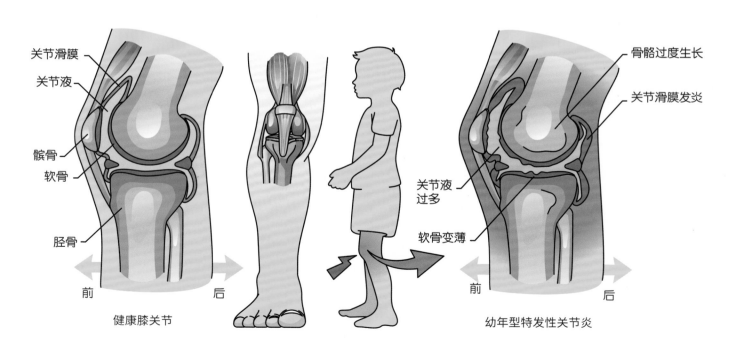

关节滑膜
关节液
髌骨
软骨
胫骨
前　　　后
健康膝关节

关节液过多
软骨变薄

骨骼过度生长
关节滑膜发炎
前　　　后
幼年型特发性关节炎

JIA一般分为全身型、多关节炎型（类风湿因子阳性或阴性）、少关节炎型（持续型或扩展型）、与附着点炎症相关的关节炎、银屑病关节炎和其他关节炎。全身型关节炎，也叫作Still病（Still disease），这是因为1896年伦敦的George Still医生首次发现了这一类儿童疾病的特点。

幼年特发性关节炎的症状

JIA患儿除了可能出现晨僵、关节疼痛、肿胀以外，还可能出现容易疲倦、发热、皮疹、食欲不振、眼睛发炎等症状，日常的行走、穿衣、玩耍等活动也会出现困难。

JIA的特点是患儿出现关节炎症状并持续发热至少两周，还可能出现红色皮疹，这种皮疹随体温上升而出现、随体温下降而消退，还可能出现肝肿大、脾肿大或淋巴结肿大。

※ 多关节炎型的受累关节≥5个，可伴随类风湿因子（rheumatoid factor，RF）阳性或阴性。

※ 少关节炎型的受累关节为1～4个，若受累关节持续为1～4个，则为持续型，若后来受累关节增加至5个及以上，则为扩展型。

※ 与附着点炎症相关的关节炎和幼年脊柱关节炎意义相似。

※ 银屑病关节炎和成人银屑病关节炎类似。

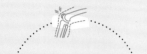

及早发现、及时治疗很重要

患儿如果没有及时就诊和接受正规治疗，幼年型特发性关节炎往往会对关节造成永久性的损伤。这种损伤会使孩子难以独立完成生活中的日常操作和学习任务，甚至可能导致残疾。

早期出现关节炎及相关症状时，孩子可能无法正确表达出自己的感受，因此父母应该经常关注孩子的行为，尤其当家族中已有关节炎患者时。如果孩子出现活动不便、不爱玩耍或者痛苦面容时，父母应当及时寻找导致孩子不适的原因并及时就诊，最好是到正规医院的儿童风湿病专科就诊。

就诊时，医生可能开具风湿相关的检查，关节X线片、CT、MRI和关节彩超都可以用于评估关节的病变。一旦确诊，儿童也应按照疗程服用治疗关节炎的药物，这些药物往往是借鉴于成人关节炎治疗的药物。随着医学的发展，也有很多新的药物出现，它们疗效较好，副作用较小。一些患有关节炎的儿童经过正规的治疗，症状甚至有机会永久缓解，疾病不再复发。

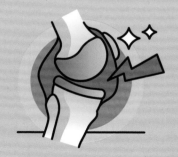

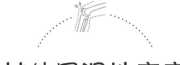

其他风湿性疾病

> 其他的风湿性疾病，如系统性红斑狼疮、干燥综合征等，也可以导致关节炎表现。

有一种特殊的关节疾病叫作Jaccoud关节病，它可能出现在少数系统性红斑狼疮和干燥综合征患者中。患者的关节看上去也像类风湿关节炎一样，出现了关节畸形，但它并不是由于关节本身被破坏导致的，而是由于关节周围的结构和肌腱松弛和拉长导致的。因此，当轻轻地推动这些关节时，它们可以回到正常的位置，但却不能长时间维持。如果患者做手术改善周围结构，关节就可以保持在正常的位置。Jaccoud关节病的X线检查往往提示骨质是完好的，没有类风湿关节炎的骨质侵蚀。

❁ 风湿性多肌痛（polymyalgia rheumatica，PMR）是一种相对少见的疾病，患者年龄往往大于50岁，主要表现为明显的肩部和髋部疼痛，肩膀的活动受限也很明显，患者的双上臂由于疼痛，做外展动作很困难，其他关节受累不太明显。风湿性多肌痛导致的晨僵也很明显，患者往往感觉起床困难。

❁ 纤维肌痛，曾经叫作纤维肌痛综合征，患者可能有全身的不适感，有多个压痛点，但主要的疼痛位置往往都不在关节处。患者可能存在长期广泛性疼痛，但没有关节的肿胀、发热或关节活动受限的关节炎表现。

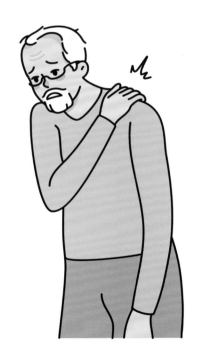

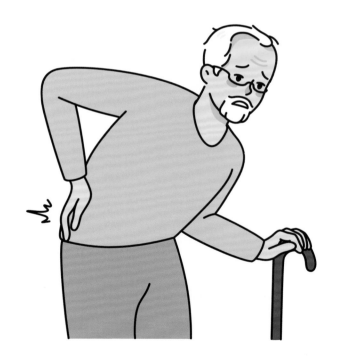

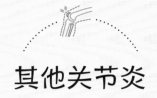

其他关节炎

其他可能的关节炎包括：

» 📁 **病毒性关节炎**

多种病毒感染都可以导致短期的关节炎。

» 📁 **细菌感染性关节炎**

这种关节炎往往更严重，可能伴有发热和严重的关节炎及关节化脓表现。

» 📁 **腱鞘炎**

常见的如屈肌腱鞘炎可能导致"扳机指"。肱骨外上髁炎也很常见，即"网球肘"。

» 📁 **腕管综合征**

常在夜间或早上出现的手部肿胀伴烧灼感和麻木感，是由于正中神经受压迫导致的。

» 📁 **肿瘤相关的关节炎**

肺癌患者可能出现肺性肥大性骨关节病（hypertrophic pulmonary osteoarthropathy，HPO），典型表现为杵状指/趾、关节痛和骨膜新生骨、骨痛。骨髓增生异常综合征（myelodysplastic syndrome，MDS）患者也可能出现多关节炎。使用免疫检查点抑制剂（immune checkpoint inhibitor，ICI）治疗的癌症患者也可能出现类似类风湿关节炎的症状。

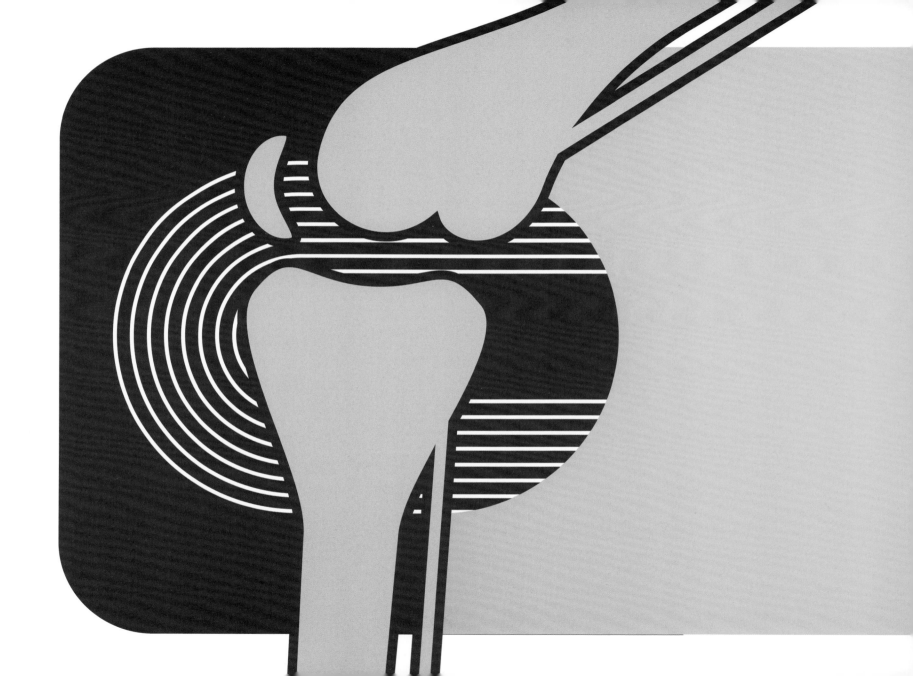

第二章
类风湿关节炎的临床表现

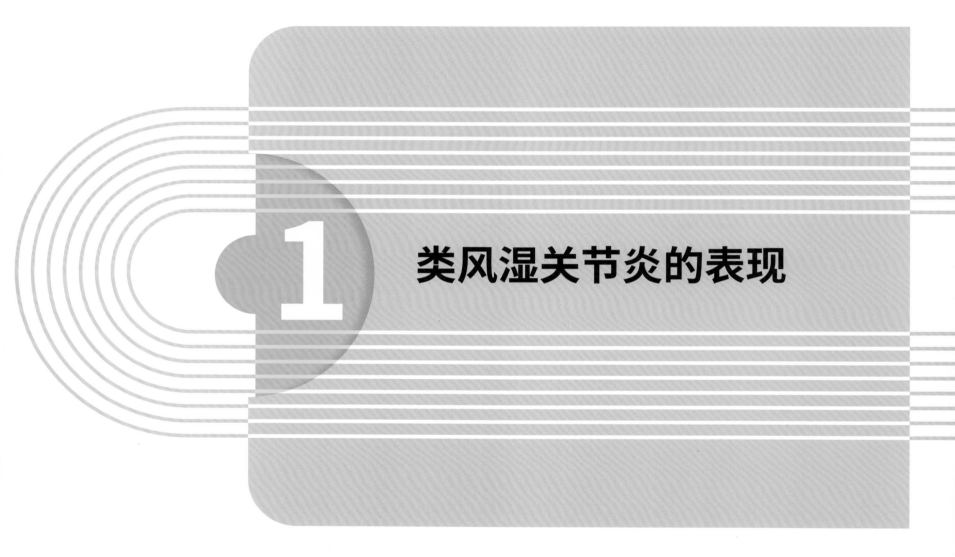

1 类风湿关节炎的表现

类风湿关节炎（rheumatoid arthritis，RA）是一种慢性、全身性、自身免疫性、病因不明、可能致残的关节炎。它是风湿性疾病的一种，曾经有人说它是"不死的癌症"，但是现在随着科技的发展，通过药物治疗可以将病情控制得很好。

类风湿关节炎的发病呈全球性分布，不同国家和地区患病率不同，为0.18%～1.07%。根据2010年全球疾病负担研究，全球患病率估计为0.3%，即大概每1000人中有3人患类风湿关节炎。按照这个比例估计，我国目前大约有500万类风湿关节炎患者。类风湿关节炎可以发生于任何年龄，中老年女性最容易出现，女性患病率是男性的3～4倍。随着生活水平的提高，人们对自身健康更加关注，再加上医疗水平不断发展，早期诊断得以实现，因此很多中青年女性也被诊断为患类风湿关节炎。

类风湿关节炎主要累及关节中的滑膜，滑膜的炎症叫作滑膜炎，它会导致关节肿胀，关节有僵硬感，关节疼痛，严重时因为疼痛导致关节活动不便等。有些人还会出现发热、消瘦、胃口不好、全身不适等症状。人体共有206块骨头，骨头与骨头之间的连接就叫作关节，俗称骨节，类风湿关节炎可以累及全身几乎所有的关节。

类风湿关节炎早期的典型关节病变为多发的、对称性、手足小关节疼痛和肿胀。早期患者如果积极接受正规治疗，病情可以得到很好的控制，往往可以像健康人一样生活和工作。如果疾病早期没有得到正规的治疗，随着时间推移，患者全身几乎所有的关节都可能受累，而且这时候由于炎症导致了骨和关节的破坏，这些已经损坏的关节不可能重新变得完好，只能通过积极的治疗，避免进一步的破坏。在疾病的晚期，病情还可能累及肺脏等器官，甚至危及生命。

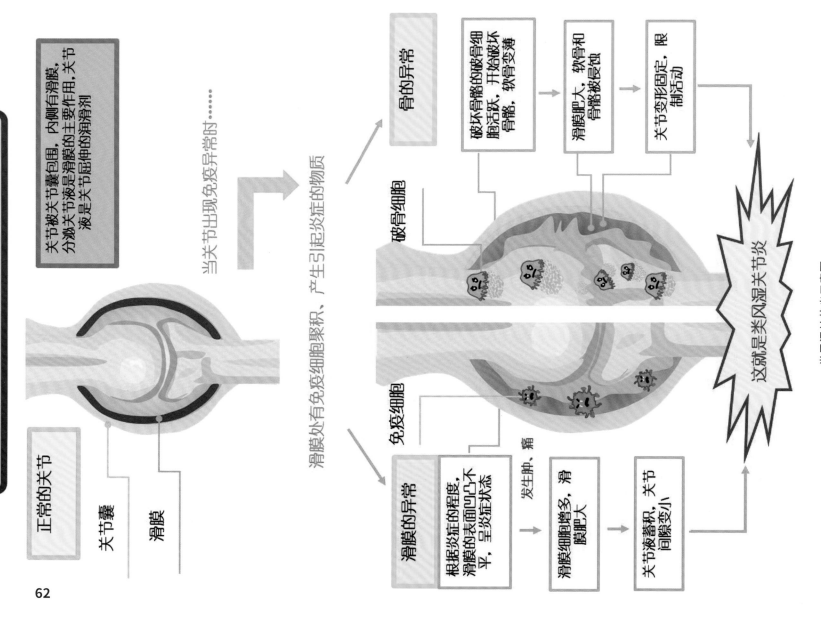

关节囊的滑膜处出现炎症

正常的关节

关节囊 —— 关节被关节囊包围，内侧有滑膜，分泌关节液是滑膜的主要作用。关节液是关节屈伸的润滑剂

滑膜

当关节出现免疫异常时……

滑膜处有免疫细胞聚积，产生引起炎症的物质

骨的异常

破骨细胞

破坏骨骼的破骨细胞活跃，开始破坏骨骼，软骨变薄

滑膜肥大，软骨和骨骼被侵蚀

关节变形固定，限制活动

免疫细胞

滑膜的异常

根据炎症的程度，滑膜的表面凹凸不平，呈炎症状态

发生肿、痛

滑膜细胞增多，滑膜肥大

关节液蓄积，关节间隙变小

这就是类风湿关节炎

类风湿关节炎示意图

62

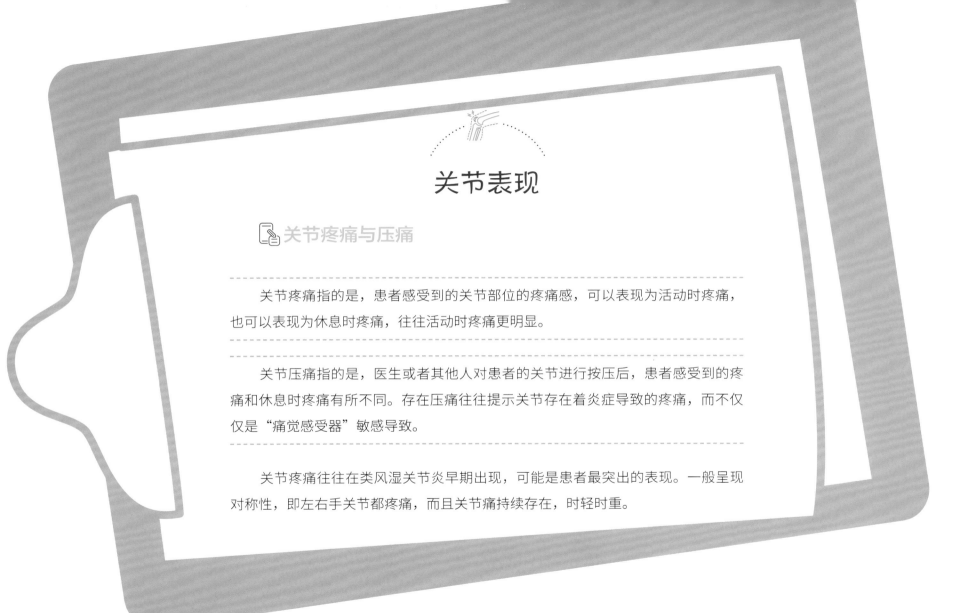

关节表现

关节疼痛与压痛

关节疼痛指的是，患者感受到的关节部位的疼痛感，可以表现为活动时疼痛，也可以表现为休息时疼痛，往往活动时疼痛更明显。

关节压痛指的是，医生或者其他人对患者的关节进行按压后，患者感受到的疼痛和休息时疼痛有所不同。存在压痛往往提示关节存在着炎症导致的疼痛，而不仅仅是"痛觉感受器"敏感导致。

关节疼痛往往在类风湿关节炎早期出现，可能是患者最突出的表现。一般呈现对称性，即左右手关节都疼痛，而且关节痛持续存在，时轻时重。

类风湿关节炎患者最早受累的关节往往是手部关节，除了跟类风湿关节炎的特点有关以外，还因为手在日常生活中非常重要，手部关节是我们工作、生活中高频率使用的关节，因此患者往往会在早期注意到手部关节的不适。手部最常受累的关节包括腕关节（手腕）、掌指关节（手掌和手指根部连接的关节）和近端指间关节（靠近掌指关节一侧的手指指节间的关节）。

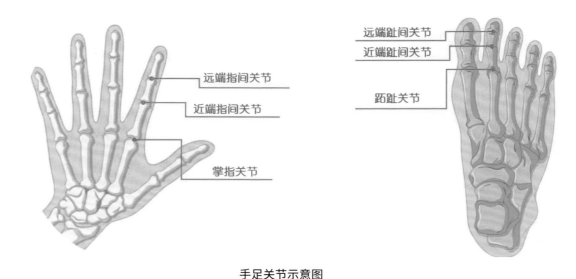

远端指间关节
近端指间关节
掌指关节

远端趾间关节
近端趾间关节
跖趾关节

手足关节示意图

同样容易受累的关节是足部（脚部）关节，它们和手部关节一样都是中小关节，对应的部位为踝关节（脚腕）、跖骨关节（脚背的一群关节）、跖趾关节（脚掌和脚趾根部连接的关节）和趾间关节（脚趾不同趾骨间的关节）。因为我们日常行走时足部关节承担了身体的重量，因此患者也会很早注意到足部关节的不适，但是患者对足部关节的重视程度往往不如手部关节。

64

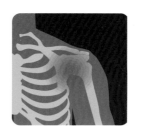

‡ 肩关节（肩膀）、肘关节（胳膊肘）也是病情严重时容易受累的关节，严重的肩关节炎时，患者往往肩部关节活动受限，甚至不能完成梳头、抬手拿东西等简单动作。肘关节疼痛往往会被患者忽略，很多患者没有感觉到肘关节的明显疼痛，直到就诊时才发现肘关节已经变形，无法伸直了。

‡ 膝关节（膝盖）也很容易受累，因为膝关节是重要的负重和行走关节。一旦膝关节发生疼痛或者肿胀，往往很难自行缓解，如果没有积极的治疗，往往会持续加重，甚至会导致患者使用拐杖协助行走或者使用轮椅出行。

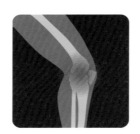

‡ 颞颌关节（张大口时耳朵前方的关节）是在张口、咀嚼时使用的重要关节，下巴脱臼指的是颞颌关节脱臼。颞颌关节受累虽然不太常见，但也时有发生，此时患者在张大口时或者吃饭咀嚼时往往会有明显的痛感。

✧ 髋关节（大胯处的关节）虽然不太容易受累，可一旦受累，后果往往比较严重，因为髋关节是重要的负重关节，而且是我们行走时主要使用的关节。髋关节一旦被破坏，最常见的即是股骨头坏死，股骨头就是髋关节和骨盆连接的部位，股骨头坏死一旦发生，患者往往一走动就出现明显的疼痛，严重时必须进行髋关节置换术，需要使用人工关节代替原有的髋关节。

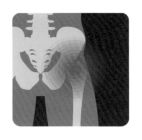
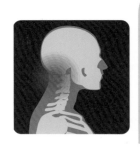

✧ 颈椎关节也可能受累，腰椎关节反而因为没有滑膜存在不会受累。颈椎是重要的脊柱关节，尤其是最上端的寰枢椎关节，它和我们的脊柱神经关系十分密切。严重的颈椎受累可能导致患者出现寰枢椎脱位，患者可能瘫痪，甚至危及生命。

由于关节结构发生了损害，类风湿关节炎患者的"痛觉感受器"十分灵敏，他们在阴雨天以及天气、季节、气压变化时，往往容易出现关节疼痛加重，还可能伴有关节肿胀和活动不便。而温湿度适合的环境则有利于减轻症状。

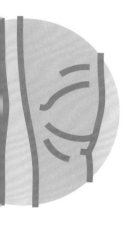

关节肿胀

随着时间的进展，疼痛的关节周围可以出现软组织肿胀或关节积液，多为对称性的。疼痛、肿胀明显时更容易出现活动受限。当发现关节肿胀时应当引起重视，及时前往正规医院就诊。

肿胀的关节也常出现在手部关节（腕关节、掌指关节、近端指间关节）、膝关节和足部关节（踝关节、跖趾关节、足趾间关节）。手的近端指间关节肿胀时手的形状像织布的梭子一样，也常叫作梭形肿胀。关节肿胀的原因往往是关节内出现滑膜炎症和积液。关节周围的软组织也会出现炎症和肿胀，医生通过触摸关节或者稍用力触摸关节进行评估判断。肿胀关节整体感觉柔软、温热，如果有一种湿软感则提示滑膜炎症，有波动感则提示可能有积液。关节肿胀时不一定伴有发热和发红，但是严重的炎症时，关节触摸时温热感会比较明显。通过X线、关节彩超（也叫作肌肉骨骼超声）、CT（computed tomography，全称是计算机断层扫描）、MRI（magnetic resonance imaging，全称是磁共振成

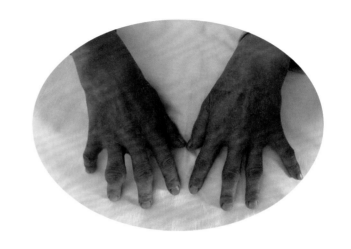

像）等影像学检查也可以发现关节的炎症和积液。当病情得到控制后，关节肿胀可以减轻或消失。但是相较于关节疼痛，关节肿胀往往提示关节的结构发生了损害和变化。因此，严重的关节疼痛和肿胀经过治疗后，往往是关节疼痛先消失，此后关节肿胀逐渐减轻直至恢复。

膝关节肿胀时还可能出现腘窝囊肿，也叫作Baker囊肿，或者贝克囊肿。腘窝指的是膝盖正后方的关节窝。腘窝出现囊肿时，除了整个膝盖肿胀比较明显之外，腘窝的位置会出现一个圆形的、摸上去比较规整的、质地较韧的、似果冻的结构，它就是腘窝囊肿，它是炎症比较明显的一个表现。甚至有的人腘窝囊肿会因为剧烈运动、外伤或者自行破裂，囊肿里面的液体可以向下流入小腿的肌肉间隙中，导致整个小腿肿胀和疼痛都十分明显。囊肿破裂可能发生感染，应当及时就诊。

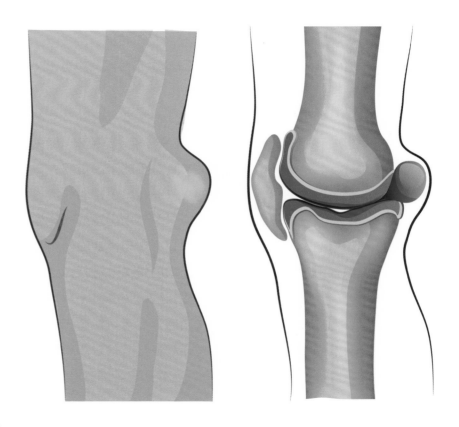

晨僵

　　晨僵（morning stiffness）指的是早晨起来时关节及其周围组织僵硬的感觉，保持一个姿势太久后也会出现，患者往往感到关节明显发紧、僵硬、活动困难，随着日间的活动而症状逐渐好转。类风湿关节炎的晨僵时间通常持续至少1小时。当类风湿关节炎病情控制不佳时，晨僵时间会明显延长。因此，患者可以记录自己的晨僵时间作为评估病情的一个指标。

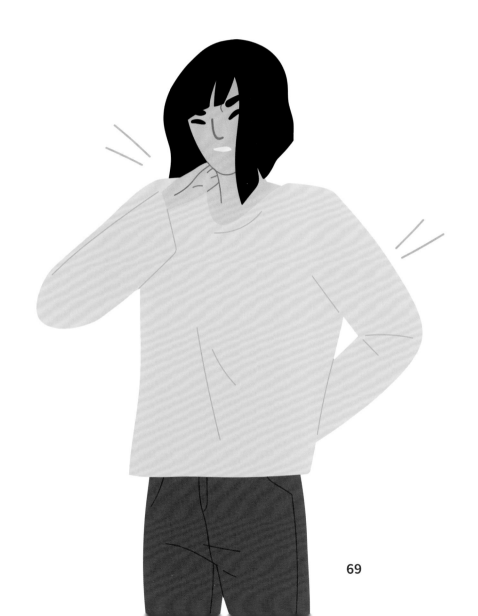

📱 关节畸形

关节畸形即关节变形，往往见于较晚期、未接受规范治疗的患者，关节的炎症破坏关节内的软骨、骨等，导致关节变形、脱位（位置对合不上）。关节畸形最容易发生于手关节和足部关节，可表现为"天鹅颈"样畸形、"纽扣花"样畸形、脚趾外翻畸形等。当关节发生畸形时，往往会存在持续的疼痛，也有患者会因为适应了变形的结构，反而不再疼痛。

类风湿最常见的畸形是手的尺偏畸形，意思是手的各个指头都向小指的方向偏斜。目前经过早期规范治疗的类风湿关节炎患者，大多数可以避免关节畸形。

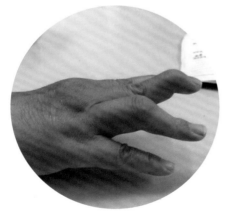

类风湿关节炎患者的中指呈现"天鹅颈"样畸形，
无名指呈现"纽扣花"样畸形

📱 关节功能障碍

关节向各个方向活动的能力受到限制时就叫作功能障碍。严重的关节疼痛和肿胀都会导致关节功能障碍，患者会因为疼痛而不能向某个方向活动，或者不能像从前一样活动到最大限度。严重的肿胀也可能会导致关节活动不便，比如握拳困难。严重的肿胀往往是伴随着严重的疼痛存在的，一旦疼痛或者肿胀改善之后，这种功能障碍就可以得到改善。

关节发生畸形之后必然也会导致关节功能障碍，这种功能障碍往往难以得到良好的改善。

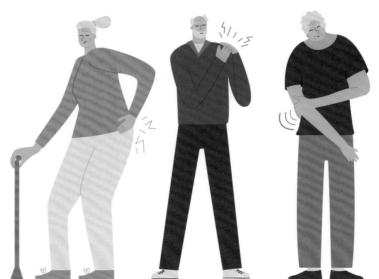

医生经常提出一些问题来评估患者经常使用的关节的功能状态，比如下面的健康状况评估（Health Assessment Questionnaire，HAQ）问卷中就有这样20个问题：

（1）你能自己穿衣吗？包括系鞋带和扣纽扣。

（2）你能自己梳头吗？

（3）你能从没有扶手的椅子上直接站起来吗？

（4）你能自己上床、起床吗？

（5）你能使用筷子吗？

（6）喝水时你能将装满水的水杯送到嘴边吗？

（7）你能开启一瓶没有启封的易拉罐吗？

（8）你能出门到户外平地上行走吗？

（9）你能连上5个台阶吗？

（10）你能自己洗澡并擦干全身吗？

（11）你能用浴盆洗澡吗？

（12）你能自己上厕所吗？

（13）你能够到在你头顶高度的柜子上的5斤（1斤=500g）重的物品并把它拿下来吗？

（14）你能弯腰拾起地上的衣物吗？

（15）你能用钥匙开门吗？

（16）你能扭开已经被开启过的罐头吗？

（17）你能开关水龙头吗？

（18） 你能自己出门到商场购物吗？

（19） 你能自己上下公交车或出租车吗？

（20） 你能做家务吗？如打扫卫生、收拾房间、洗菜等。

　　如果以上20个问题中的动作，你都可以比较轻松地完成，那恭喜你，你的关节功能还不错。如果以上动作已经有你不能完成的，那么应尽快了解自己的关节状况，积极和医生沟通，尽早接受治疗，以期望尽可能恢复关节功能。

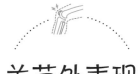

关节外表现

关节外表现，顾名思义，指的是全身各个脏器都有可能出现的症状。大约一半的类风湿关节炎患者会在疾病过程中出现关节外的全身症状。除了关节周围的肌肉骨骼系统以外，其他脏器，比如心血管、肺脏、皮肤、眼睛等都可能受累。如果患者一旦出现其他脏器受累，就表明类风湿关节炎可能比较严重，应当尽早就诊，并告知医生自己的病情。

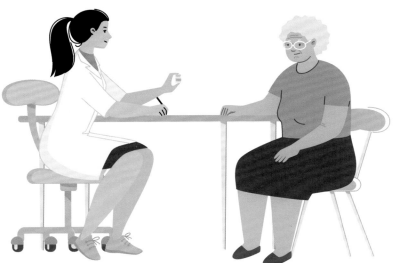

📱 全身症状

全身症状指的是患者可能会出现发热、体重减轻、疲劳感和情绪障碍等，这些症状有时在类风湿关节炎诊断之后出现，也有可能在类风湿关节炎诊断之前就出现。

⚕ 出现发热的患者相对并不多，一般为低热，即体温在37～38℃之间，可能反映了身体的炎症状态，服用退热药后体温可降至正常，病情得到控制之后体温往往也会恢复正常。但发热的原因可能有很多，如果出现发热，还是应该及时就诊，由医生评估发热的原因。

⚕ 体重减轻可能在疾病早期出现，尤其是疾病炎症比较严重的时候，由于身体的炎症消耗了大量的能量，导致身体难以维持现有的体重。尤其是年龄较大的患者，更容易出现体重减轻。在病情得到控制以后很多患者的体重都会明显回升。

⚕ 导致疲劳感可能的原因比较多，可能为关节肿痛，或者因为疼痛导致睡眠不佳，或者因为心理负担较重等。一般情况下疲劳感会随着病情的好转而有

所缓解，病情好转后保持适当的运动对于缓解疲劳感也有帮助。

⚕ 由于大家对类风湿关节炎的认识不足，很多患者在没有诊断之前被疼痛折磨，在反复就诊的过程中也加重了心理负担。因此，类风湿关节炎患者出现焦虑、情绪低落的情况还是比较常见的。还有一些患者由于没有及时接受规范的治疗，病情发展到晚期的时候，关节畸形、关节活动明显受限，导致工作和生活能力受到影响，进而出现情绪问题。除了及时就诊、规范治疗、改善疼痛和活动能力以外，家人的关怀和支持帮助也十分重要。如果患者出现严重的情绪问题，要及时到医院就诊。

皮肤最常见的表现是类风湿结节，即和类风湿相关的小结节或者小疙瘩。类风湿结节可以发生在全身各处皮肤，但是最常见的还是在关节的周围，尤其是肘关节的附近，也可能发生在内脏，在做肺CT或者其他检查时就能发现。这些小结节大小不一，摸上去硬硬的，按压也不会感到疼痛，患者可以自己摸到。留心观察就能发现这些小结节在关节痛明显的时候出现，而在关节痛治疗好转后消失。出现类风湿结节的患者往往病情比较严重，类风湿因子（RF）阳性，男性相对多见，而且多有长期大量吸烟史。

严重的皮肤表现会出现皮肤的破溃即溃疡，常见于下肢皮肤。导致皮肤溃疡的原因可能比较多，可能由于血管炎，可能存在静脉和动脉的功能障碍，还可能有炎症细胞如中性粒细胞的浸润。慢性溃疡常常很难愈合，可能需要积极的免疫抑制治疗才能好转。最严重的情况可能还需要截肢。

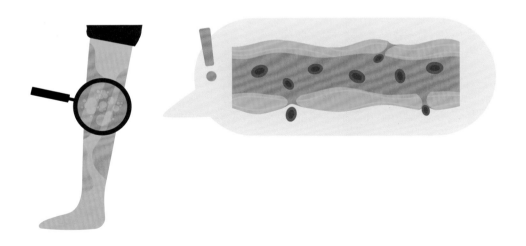

肺部表现

肺部出现类风湿关节炎相关的病变是比较常见的，有10%～20%的类风湿关节炎患者会出现肺间质病变，一般男性多于女性，可能与抽烟相关。肺间质病变指的是肺的间质结构发生病变，导致患者出现干咳，可能会逐渐出现越来越严重的胸闷、气短，晚期出现呼吸困难。因为治疗类风湿关节炎最经典的药物甲氨蝶呤也会导致肺间质病变，发生肺间质病变后可能就不再适合使用甲氨蝶呤了，因此医生在初诊类风湿关节炎时可能会开具胸部高分辨CT，有助于早期诊断，制订更合适的治疗方案。做CT检查时需要配合医生操作，保持吸气末憋好气，减少干扰，提高成像质量。

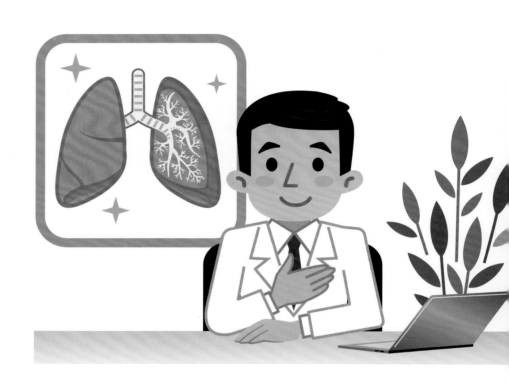

类风湿关节炎患者可能出现胸膜病变，但往往比较轻微，没有明显的症状，可在胸部CT检查时偶然发现无症状的胸膜增厚或少量胸腔积液。胸膜受累比较严重时，可能会引起胸痛、胸闷、气短和呼吸困难。

类风湿关节炎患者的肺部也可出现单发或者多发的类风湿结节，通常没有症状，但结节可能发生空洞化和破裂，可能导致胸腔积液、气胸、咯血和感染等并发症。一般来说，患病时间比较长，并且伴有皮肤类风湿结节的患者，更容易发生肺部类风湿结节。由于肺部类风湿结节在CT上的表现和肺部肿瘤十分相似，因此非常重要的一点是，发现肺部结节时，不能先入为主认为是类风湿结节，而需要到肺结节专科请医生判断，明确是否是肿瘤。如果肺部结节逐渐增大或直径超过8~10mm，一般需要进一步评估，判断是否需要采取穿刺活检和手术治疗。如果患者吸烟、有肿瘤家族史、肺部结节逐渐增大，则积极评估和治疗的必要性更大。如果能够通过活检排除肿瘤，诊断为肺部类风湿结节，一般通过积极治疗类风湿关节炎，结节往往可自行消退，不再加重。

类风湿关节炎患者的肺部还可能出现一种叫作Caplan综合征的疾病，这类患者往往伴有尘肺，曾经由于各种原因长期接触包括煤、石棉或石英等粉尘。这类患者可能出现快速进展加重的多发结节。

类风湿关节炎患者需要定期监测肺部CT的重要原因还包括及时发现药物性肺损伤。治疗类风湿关节炎的药物也有可能会引起多种形式的肺部损害。因此患者需要关注自己的肺部情况，比如有无胸闷、气短、干咳和呼吸困难等症状，定期监测肺部CT，根据肺部情况调整治疗用药。

类风湿关节炎患者发生肺癌的风险可能也比普通人群高一些。有研究表明，类风湿关节炎患者肺癌发生的相对危险度为普通人群的1.28倍。随着目前肺癌的发生率和发现率越来越高，类风湿关节炎患者更需要定期监测肺部CT。

类风湿关节炎患者需要长期使用治疗药物，这些药物会抑制免疫系统，当类风湿关节炎患者合并肺间质病变，或者本身患有其他肺部疾病时，肺部感染的风险会明显升高。由于类风湿关节炎出现发热的患者并不多，当患者出现发热，尤其是高热时，必须尽快就诊，积极排除肺部感染。

心血管表现

类风湿关节炎的心脏受累最常见于心包，即心脏的最外层的包裹组织，往往出现于病情活动的患者，超声心动图检查就可以发现。严重的心包炎并不常见。

类风湿关节炎导致的心肌炎很少见，也往往出现于病情活动的患者，病理可能提示肉芽肿性心肌炎，也可能出现间质性心肌炎。目前除了超声心动图，还可以使用更为先进的MRI技术检测心血管疾病，可能会发现早期的心肌的纤维化和炎症，患者的症状可能并不明显。类风湿关节炎患者也可出现心脏瓣膜病变，最常见的是二尖瓣关闭不全。长期的类风湿关节炎患者还有可能导致心脏发生淀粉样变。

极少部分患者还可能出现心脏部位的类风湿结节，包括心包、心肌和瓣膜结构中均可能出现，较大的类风湿结节可以通过超声心动图检查发现。心脏瓣膜部位的结节可能导致瓣膜关闭不全，或者由于脱落后顺着血管游荡，进而导致脑卒中或者其他动脉栓塞。

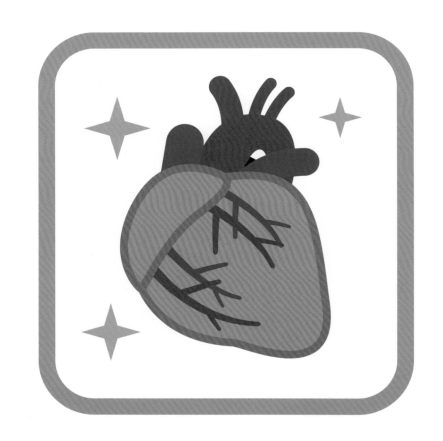

类风湿关节炎患者可能会由于心肌病变或类风湿结节的存在影响心脏的传导系统，进而导致传导功能障碍，即发生心律失常。常见的一种心律失常叫作房颤，即心脏的心房部位发放的节律完全混乱，表现为不断的无节律的颤动。类风湿关节炎患者发生房颤的风险也比普通人群高，房颤可能进一步导致脑卒中。

类风湿关节炎患者患冠心病的风险较普通人群明显升高。糖尿病患者患冠心病的风险明显升高已经广为人知，然而类风湿关节炎也有类似的风险却并不为大众熟知。欧洲抗风湿病联盟（EULAR）建议类风湿关节炎患者进行心血管风险预测模型评估时，数值需要乘以1.5。可能的原因包括全身性的炎症状态和使用多种治疗药物如糖皮质激素和非甾体抗炎药（止痛药）。同样的，类风湿关节炎患者发生心力衰竭的风险也是升高的。

虽然近年来随着对类风湿关节炎的积极治疗和全身炎症的控制，患者的心脏病变的总体风险有所下降，但心血管疾病仍然是常见的死亡原因，值得我们的关注。对于50岁以上的患者，医生会建议每年进行一次详细的病史采集、体格检查和心电图检查，定期评估是否有相关症状或者心电图改变。

心血管系统除了心脏还有全身的血管，类风湿关节炎患者发生动脉和静脉疾病的风险也会增加。类风湿关节炎患者常见的动脉疾病是动脉粥样硬化，可能的原因是全身性的炎症状态和使用多种治疗药物。常见的静脉疾病是静脉血栓的形成，类风湿关节炎患者发生静脉血栓的风险可能是普通人群的两倍。治疗类风湿关节炎的药物在这方面的作用可能更加明显，除了经典的加重心血管系统病变的糖皮质激素以外，新的药物Janus激酶（Janus kinase，JAK）抑制剂虽然能够快速改善炎症，却不可避免地会增加静脉血栓形成的风险。因此在使用这类药物的时候，需要关注双下肢，即小腿是否会出现水肿、疼痛等症状。

🗂️ 血液系统表现

　　类风湿关节炎患者往往需要定期监测血常规，常见的血常规异常为贫血、白细胞减少、血小板升高。贫血的严重程度可能与炎症的严重程度相关，炎症得到控制后，贫血往往也会改善，这部分患者的贫血为慢性病导致的贫血，即慢性病使得患者的骨髓不能将身体储存的铁吸收到红细胞中，血红蛋白浓度很少低于100g/L。但很多患者会自行长期服用糖皮质激素和非甾体抗炎药，如布洛芬、洛索洛芬、双氯芬酸、塞来昔布、依托考昔等，可能引起胃肠道出血，导致失血性贫血。在整个疾病过程中，类风湿关节炎患者如果出现大便发黑或者暗红、面色苍白等，需要及时至医院就诊。这部分患者还可能由于胃肠道病变导致营养吸收障碍，进而导致缺铁性贫血，也可能合并叶酸及维生素B_{12}的缺乏导致的巨幼细胞贫血。由于治疗类风湿关节炎的药物大部分具有骨髓抑制的作用，如甲氨蝶呤、柳氮磺吡啶、来氟米特、硫唑嘌呤及环磷酰胺等，最新的药物JAK抑制剂也可能导致贫血。因此，对于新出现的、难以纠正的贫血，需要考虑药物

相关的贫血，必要的时候还需要完善骨髓穿刺检查进一步明确病因，同时患者还应在血液内科门诊定期就诊。少数患者还会伴有脾大、白细胞之中的中性粒细胞减少，这时要考虑一种少见的疾病，叫作Felty综合征（费尔蒂综合征），还可能出现血小板的减少。

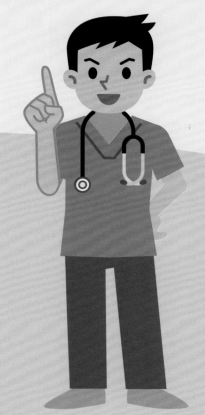

❀ 白细胞减少往往与药物的使用相关，如果白细胞特别低，尤其是其中的中性粒细胞和淋巴细胞特别低的时候，如果患者同时出现发热，往往可能导致严重的感染，可能需要立即评估和经验性抗生素治疗。同样由于治疗类风湿关节炎的药物大部分具有骨髓抑制的作用，因此需要定期监测血常规。

值得一提的是，治疗类风湿关节炎的经典药物甲氨蝶呤的使用方法是，口服用药，每周1次。例如固定在每周一，每次常用的剂量是7.5～15mg（每片有2.5mg，即每次服用3～6片）。但是偶尔还是会发生医生和患者没有沟通清楚，患者错误服药的情况。这种情况下往往1～2周，患者就会出现明显的骨髓抑制表现，即白细胞、血小板、红细胞明显减少，可能出现严重的感染、出血情况，由于甲氨蝶呤还会损害黏膜系统，还有可能口腔中出现大量血泡。严重时患者还可能由于感染、出血危及生命。因此，医生在首次开具甲氨蝶呤时会和患者详细、反复交代用法，患者须严格遵医嘱服药，避免误服药物造成的严重后果。患者有任何不清楚的地方务必要再次和医生沟通清楚。

❀ 反应性血小板增多比较常见，指的是由于类风湿关节炎的炎症导致血常规之中的血小板增多，往往随着类风湿关节炎的好转回归正常。

❀ 虽然发生概率很小，但是类风湿关节炎患者比普通人群更易发生大颗粒淋巴细胞白血病和淋巴瘤。

📱 眼睛表现

类风湿关节炎患者一旦出现眼部病变，早期诊断非常重要。如果患者出现视力在数日或数周内明显下降、剧烈的眼痛、严重的眼部发红，就应该尽快到眼科就诊。

类风湿关节炎患者可能会合并一种叫作干燥综合征的疾病，特点是口干、眼干。这时干眼症往往比较明显，可发生于病程的任何阶段，往往会出现眼干、眼部异物感、眼部灼热感、怕光，或者难以形容的不适，尤其在长期使用电脑或者手机后，或者在夜间这种不适会更加明显。

少数情况下，类风湿关节炎也会出现巩膜炎、角膜炎等情况，这时病情更复杂，可能导致视力下降，需在眼科医生的协助下诊疗。患者发生角膜感染的风险也会升高。严重的巩膜炎可能会发生穿孔，严重的角膜炎可能会导致失明、手术或者角膜移植。葡萄膜炎相对更为少见，可能和巩膜炎同时出现，因此，眼科医生和风湿科医生共同参与治疗非常重要。

患者使用的治疗药物也有可能会导致眼部不适，

如糖皮质激素可能会引起青光眼或白内障，羟氯喹可能会出现眼部副作用。因此，定期到眼科就诊十分重要。

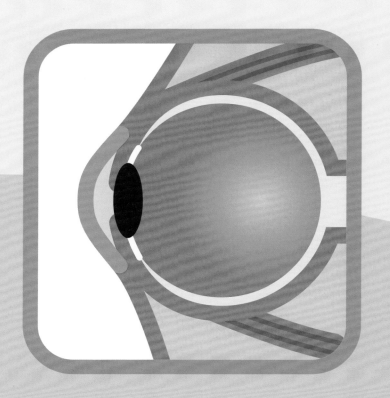

📑 血管炎表现

类风湿关节炎患者可能出现血管炎，顾名思义，就是血管发生的炎症，全身存在血管的部位都可能会出现血管阻塞及组织缺血，发生于不同的组织器官会有不同的临床表现，可能会出现皮肤紫癜、溃疡、手指或脚趾的坏疽（严重的坏死）、四肢的神经血管病变等。患者往往类风湿关节炎病程较长，存在多种自身抗体、关节病变严重，可能还合并类风湿结节。

皮肤血管炎是很常见的病变，轻微的可能只存在甲襞梗死，即指甲周围的皮肤组织出现小血管坏死导致的皮肤坏死，往往表现为小黑点，严重时可以出现面积较大的，难以愈合的溃疡，或者手指或者足趾的坏死。溃疡常发生在脚踝周围的皮肤。

血管炎可能由于营养神经的血管供血不足，导致周围神经梗死，进而导致周围神经病变，如果感觉神经病变，就会出现感觉异常，如麻木、刺痛感或其他感觉症状，如果运动神经病变，就会出现运动功能受损，二者可能同时发生或者先后发生。还有一种病变叫作多发性单神经炎，往往不对称、不同步，容易出现在远端的神经。在发病早期，可能出现单侧的足下

垂或者垂腕，就是脚和手不能回归正常的位置，只能下垂。如果没有及时就诊，可能会导致手足功能的永久丧失，需要使用手部辅助工具辅助手部活动，或者使用下肢支架或矫形器辅助行走。严重的神经病变恢复极为缓慢，一般需要1～2年，或者难以恢复。

发生血管炎时，需要完善皮肤活检或者相应的组织活检来帮助明确诊断。同时需要风湿科和神经内科、皮肤科或者外科等多个科室的医生共同参与治疗。

骨质疏松

　　骨质疏松指的是骨骼的实质含量减少、骨骼的细微结构受损、骨骼变得脆弱的一种中老年人常见的疾病。骨质疏松的前期是骨量减少。除了关节局部会发生骨质疏松以外，类风湿关节炎患者的全身性的骨质疏松和骨量减少的情况都比普通人群高一些，可高达30%～40%。这可能与全身的炎症反应有关，也可能与患者因为疼痛而减少了活动量有关，如果长期使用糖皮质激素，也会加重骨量流失。

　　骨质疏松的主要症状为骨骼的疼痛，患者可能会有腰背酸痛或全身的骨头酸痛感，有的患者也会觉得骨头发冷或者发热的感觉。发生骨质疏松后的骨骼会变得十分脆弱，这时骨骼可能不能承受平时正常的力量，在轻微的力量下就可能发生骨折，这种情况叫作脆性骨折。顾名思义，脆性骨折就是骨骼很脆弱的情况下发生的骨折。例如，只是轻微咳嗽几声就出现肋骨的骨折，或者日常的生活中轻微的动作就发生腰椎的压缩性骨折，后者会使患者身高越来越矮。类风湿关节炎患者发生这种骨折的风险可能是普通人群的两倍。而骨折后如果没有恢复好，由于骨折再次导致活动减少，就会再次加重骨质流失，形成恶性循环。

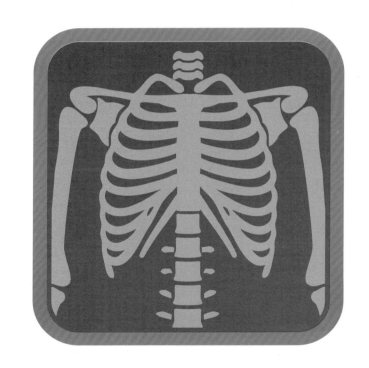

除了类风湿关节炎以外，还有很多原因会加重骨质疏松。女性比男性更容易发生骨质疏松，女性绝经后由于雌激素减少更会加重骨质疏松。不管男性还是女性，随着年龄的增长，骨质疏松都会加重。吸烟、活动量少、体重偏低、有骨质疏松家族史的人群更容易发生骨质疏松。

因此，对于年龄50岁以上的类风湿关节炎患者，医生会开具骨密度检查来帮助诊断骨量减少和骨质疏松。已经被医生评估为骨质疏松高风险的患者，如果出现类风湿关节炎不能解释的反复骨骼疼痛，需要及时至医院就诊。

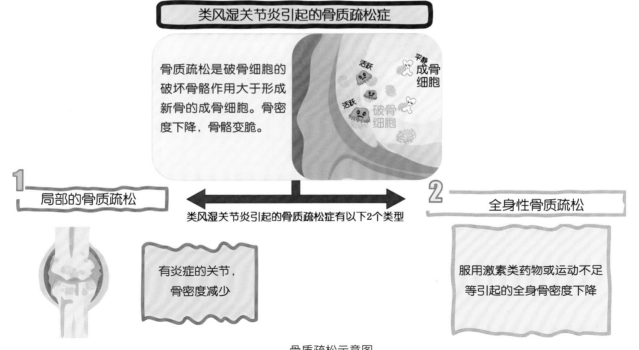

骨质疏松示意图

🖋 干燥综合征

当类风湿关节炎患者出现口干、眼干时，医生往往会进一步检查抗核抗体以评估是否合并干燥综合征。这种情况我们称之为继发性干燥综合征。顾名思义，继发性干燥综合征就是除了口干和眼干的症状，患者还会出现自身抗体的改变，常常合并抗SSA、SSB或者抗着丝点抗体的阳性。免疫紊乱导致的炎症使腺体受损，影响了唾液腺（负责分泌唾液）和泪腺（负责分泌泪液）的功能。

眼干往往表现为感觉眼部有异物、眼部有灼热感、怕光，或者难以形容的不适，尤其是在长期使用电脑或者手机后，这种不适在夜间会更加明显。口干往往表现为感觉食物黏附在口腔内的黏膜表面，或者吃干燥的食物时需要喝水，否则就难以下咽，或者无法长时间持续说话，甚至会感觉口腔内部的黏膜容易粘在一起。由于唾液具有润滑、清洁杀菌的作用，如果持续口干，龋齿会越来越多，甚至满口的龋齿，没有几颗好牙齿，这种情况又叫作"猖獗龋齿"。

唾液腺出现炎症还可能导致唾液腺肿大，两侧的腮帮子会出现硬硬的、按压并不感觉疼痛的大包块。这个大包块实际就是肿大的腮腺。

除了唾液腺的问题以外，干燥综合征患者还可能出现皮肤干燥、紫癜样皮疹等皮肤问题，乏力、情绪障碍和睡眠障碍也可能更明显。干燥综合征也会导致肺间质病变。干燥综合征患者也更容易发生血液系统的异常，例如白细胞减少、免疫球蛋白（IgG）升高。干燥综合征患者发生淋巴瘤的风险也会升高。

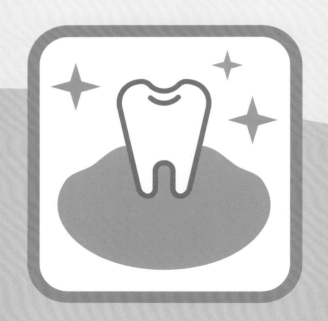

肾脏表现

类风湿关节炎患者发生肾脏疾病相对较少，可能会合并肾小球肾炎。少部分患者长期使用非甾体抗炎药可能会有一定的药物毒性，影响肾脏的小管间质结构。长期存在的炎症可能会导致患者出现继发性的淀粉样变性疾病，这种情况下也可能出现肾脏受累和大量蛋白尿。

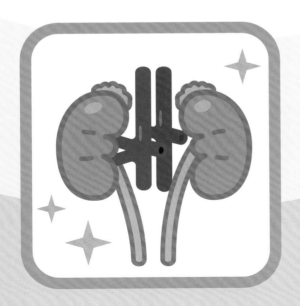

神经系统病变

类风湿关节炎患者出现的神经系统病变相对较少，最常见的为神经受压，如腕管综合征。这是最常见的类风湿关节炎相关神经系统表现，指的是由于手腕关节的炎症和关节结构改变导致局部的神经受压迫，因此出现手指的麻木不适感。脊髓病变更为少见，但如果出现了颈椎关节受累导致的颈椎关节不稳，如寰枢椎关节脱位，患者可能出现颈部脊髓受累，可导致瘫痪，甚至危及生命。

类风湿血管炎患者可能出现轻微或严重的周围神经病变，轻者仅有感觉异常，如麻木、刺痛感或其他感觉症状，严重时可能会出现运动功能受损，二者可能同时发生或者先后发生。严重的神经病变恢复极为缓慢，一般为1～2年，或者难以恢复。

消化道表现

类风湿关节炎一般不会直接导致消化道的问题。消化道表现往往是由于患者使用了多种治疗类风湿关节炎的药物后出现胃部不适等症状。最主要的两种药物是激素和非甾体抗炎药，二者都是快速消炎止痛的药物，很多患者在治疗初期都会使用，在治疗类风湿关节炎的改善病情抗风湿药物起效之前使用。简单来说，激素和非甾体抗炎药更多是"治标"，快速改善症状，起效时间往往在几天之内。改善病情抗风湿药物更多是"治本"，起效比较缓慢，往往需要1～3个月，但是可以控制导致类风湿关节炎的炎症及控制炎症导致的疼痛。因此，要结合使用，既要"治标"，更要"治本"。

一般医生往往只会在改善病情抗风湿药物起效之前的1～3个月，使用激素或者非甾体抗炎药。后期疾病改善后就不需要天天使用这两种药物止痛。如果患者没有及时就诊，而是自己使用这两种药物中的一种甚至两种止痛，那么他们的胃肠道副作用可能非常明显。长期自行使用的患者，轻者可能出现胃炎、胃溃疡，严重情况下，消化道大出血也并不少见。如果因为病情需要适当延长使用时间时，医生往往会开具保护胃黏膜的药物。

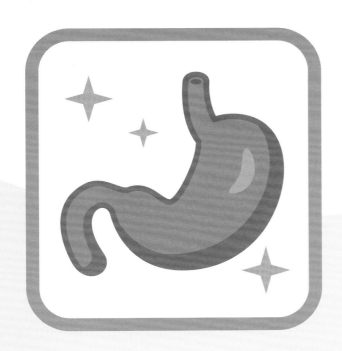

　　类风湿关节炎患者就诊时需要检查血常规，如果出现贫血，一定需要考虑究竟是类风湿关节炎没有控制导致的慢性病贫血，还是由于长期使用止痛药物导致消化道出血引起的贫血。一些患者由于长期使用止痛药，因此胃痛的情况也不明显，可能一旦就诊就发现是严重的胃溃疡或者消化道大出血。因此对于贫血严重或者长期使用止痛药物的患者，医生可能会开具胃肠镜检查，查找贫血的原因。

　　使用治疗类风湿关节炎的改善病情抗风湿药物还可能导致肝功能异常，费尔蒂综合征患者也可能会出现肝脏受累，因此应该定期复查肝功能。严重的药物性肝损伤可能会出现胃口变差，不喜欢吃油腻的食物，还有可能出现面色严重发黄的黄疸，这时应及时就诊，严重情况下可能会导致肝脏严重坏死，甚至危及生命。

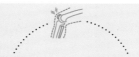

患者应该关注自己的情况并做好记录

🗒️ 关节痛相关情况

☐ 有没有关节痛？可以和另外一侧的关节进行对比。

☐ 哪些部位关节痛？手部？膝盖？脚部？

☐ 如果膝盖疼痛，是走平路疼痛？还是上下楼梯疼痛？

☐ 关节痛了多久？几天？几个月？几年？近期有没有加重？

☐ 关节看上去有没有肿？有没有红？可以和另外一侧的关节对比。

☐ 关节摸上去热不热？可以和另外一侧的关节对比。

☐ 用力按压关节后，疼痛有没有变化？更疼了？还是没有变化？还是按压的时候并不疼痛？

☐ 疼痛的关节活动的时候，疼痛有没有变化？更疼了？还是没有变化？还是活动的时候并不疼痛？

☐ 疼痛的关节不活动的时候，疼痛有没有变化？更疼了？还是没有变化？还是不活动的时候并不疼痛？

☐ 是只有一侧身体的关节痛？还是身体两侧的关节都痛？例如是一只手的关节疼痛，还是两只手的关节都疼痛？

☐ 关节痛是每天都痛？还是偶尔才痛？例如几天一次？还是几个月一次？

☐ 关节痛有什么可能的原因吗？例如做家务，做体力活，长途步行，运动过度？跟饮食有没有关系？有没有喜欢按压指关节的习惯？

□ 关节痛什么情况下能好转？休息以后可以好一些吗？

□ 关节有没有受过什么外伤？

□ 关节痛之前1个月内有没有感冒、发烧？

□ 关节痛有没有严重到影响生活？做不到以前可以轻松做到的动作。

□ 有没有发现哪些关节已经变形了？

□ 行走有没有受到影响？生活能不能自理？

□ 阴天下雨、天气不好时有没有疼痛加重？

□ 有没有早上起床后感觉到关节发紧、僵硬、活动困难？如果有，大概多长时间以后可以好转？几分钟还是几小时？

□ 家里人有没有得过关节炎？

📱 关节的功能评估（HAQ量表内容）

□ 你能自己穿衣吗？包括系鞋带和扣纽扣。

□ 你能自己梳头吗？

□ 你能从没有扶手的椅子上直接站起来吗？

□ 你能自己上床、起床吗？

□ 你能使用筷子吗？

□ 喝水时你能将装满水的水杯送到嘴边吗？

□ 你能开启一瓶没有启封的易拉罐吗？

□ 你能出门到户外平地上行走吗？

☐ 你能连上5个台阶吗？

☐ 你能自己洗澡并擦干全身吗？

☐ 你能用浴盆洗澡吗？

☐ 你能自己上厕所吗？

☐ 你能够到在你头顶高度的柜子上的5斤重的物品并把它拿下来吗？

☐ 你能弯腰拾起地上的衣服吗？

☐ 你能用钥匙开门吗？

☐ 你能扭开已经被开启过的罐头吗？

☐ 你能开关水龙头吗？

☐ 你能自己出门到商场购物吗？

☐ 你能自己上下公交车或出租车吗？

☐ 你能做家务吗？如打扫卫生、收拾房间、洗菜等。

全身其他需要关注的症状

☐ 有没有发热？体温大概多少度？

☐ 体重有没有减轻？

☐ 有没有特别明显的疲劳感？

☐ 有没有容易出现焦虑和情绪低落？

☐ 身上有没有能摸到的硬硬的小结节？

☐ 有没有不易愈合的皮肤溃疡？

☐ 是否吸烟？

□ 有没有容易干咳？

□ 有没有出现胸闷、气短？

□ 有没有明显的呼吸困难感？

□ 有没有容易感冒、发烧，容易肺炎？

□ 有没有经常胸痛？

□ 有没有曾经长期接触煤、石棉或石英等粉尘？

□ 以前有没有肺结核、支气管扩张、尘肺等肺病？

□ 有没有经常心慌，或者觉得心跳特别快、心跳不规则？

□ 有没有高血压、高血脂？

□ 有没有冠心病？

□ 有没有颈动脉、下肢动脉或者其他动脉的粥样硬化？

□ 有没有下肢静脉血栓？

□ 有没有小腿的水肿、疼痛？

□ 以前查血常规有没有问题？

□ 开始吃甲氨蝶呤以后，血常规、肝肾功检查是否出现异常结果？

□ 有没有需要天天吃激素或者止痛药？

□ 有没有长期吃不知名的"偏方药""面面药"？

□ 有没有经常胃痛？

□ 有没有大便发黑或者暗红色大便？

□ 有没有口干、眼干？

□ 有没有感觉眼部有异物、眼部灼热感、怕光，或者难以形容的不适？

□ 有没有眼睛发红、疼痛？

□ 有没有看不清楚的情况？

□ 开始吃羟氯喹以后有没有眼睛不舒服的情况？

□ 有没有出现指甲周围很多小黑点？

□ 手腕或者脚腕有没有出现明显的不能控制的下垂？

□ 有没有出现四肢的感觉异常，如麻木、刺痛感？

□ 有没有手脚的无力？

□ 有没有腰背酸痛或全身的骨头酸痛感？

□ 有没有觉得骨头发冷或者发热的感觉？

□ 有没有发生过骨折？

□ 有没有感觉身高越来越矮？

□ 有没有查过自身抗体？

□ 龋齿多不多？

□ 有没有唾液腺的肿大？

□ 有没有肾脏的疾病？

□ 有没有尿色发红，尿中泡沫增多？

□ 有没有腕管综合征？有没有明显的手指麻木？

□ 开始吃治疗类风湿的药物以后有没有出现胃口变差，不喜欢吃油腻的食物？

□ 有没有出现过面色或者眼睛明显发黄？

□ 有没有其他疾病或者不舒服的地方？

2

类风湿关节炎的病因
和发病机制

类风湿关节炎具体的病因和发病机制目前还没有完全了解清楚，一般认为是多种因素共同作用的结果，主要包括遗传因素、环境因素，两者均是必要条件，但均不足以独自导致疾病的最终发生。换言之，有类风湿关节炎患病的家族史，直系亲属患病的概率会增加，尤其是受环境因素影响后发病的可能性大，但并不意味着一定会发病。

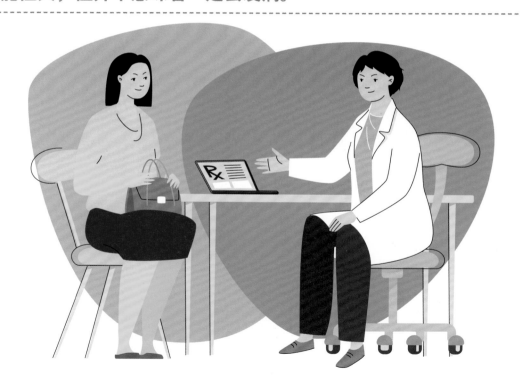

病因

类风湿关节炎的患病率大约是0.3%，也就是3‰左右，即每1000人中大概有3人患有类风湿关节炎。我国有大约14亿人口，计算下来，大概有500万类风湿关节炎患者，其中，又以女性居多，女性患者人数是男性患者的2～4倍。有研究认为，女性一生中得类风湿关节炎的风险大约为3.6%，而男性则为1.7%。类风湿关节炎更常发生于中老年人群中，发病高峰在65～80岁。但是现在随着大家对自己健康状况的关注，年轻患者也越来越多。

病因指的是导致疾病发生的原因。虽然目前对于类风湿关节炎的详细病因，人们还没有完全了解清楚，但是现有研究的确发现了一些因素和类风湿关节炎有关，我们把这些因素分为遗传因素和环境因素。

遗传因素

遗传因素指的是和人的基因相关的因素，由于人的基因来自父母，因此遗传因素往往可以导致大家族中的患者增加。

由于遗传基因相似，双胞胎的患病风险最高。同卵双胞胎中的一人患病时，另一人也患类风湿关节炎的概率为12%～15%，而异卵双胞胎中的另一人的患病风险为2%～5%。有研究表明，类风湿关节炎患者的一级亲属，指的是父母、兄弟姐妹和子女，得类风湿关节炎的概率是普通人的3倍。而二级亲属，指的是祖父母、父母的兄弟姐妹，患病的概率则是普通人的2倍。患者的类风湿关节炎相关的自身抗体越多，或者类风湿关节炎发病越早，家族中的其他人患病的风险也越高。

科学家们已经研究发现了很多基因和类风湿关节炎有关，但是没有发现可以决定人得不得类风湿关节炎的单个基因。一般认为是这些基因共同通过复杂的相互作用导致患者得类风湿关节炎的。其中，比较重要的基因包括HLA-DRB1基因等。

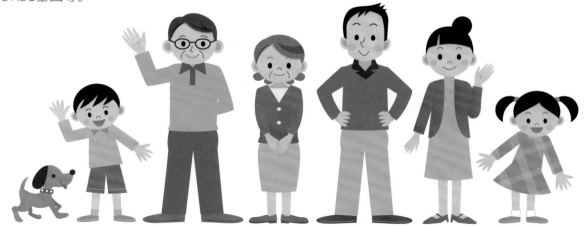

环境因素

环境因素包括吸烟、肥胖和锻炼不足、牙周炎、感染等因素。

吸烟是和类风湿关节炎关联最强的环境因素，可能与 HLA-DRB1 基因发生相互作用，尤其在自身抗体阳性的患者中，吸烟越多，发生类风湿关节炎的风险越高，病情也可能越重，药物治疗反应越差。而随着戒烟时间越长，这种风险会缓慢下降，在至少 10 年以后逐渐降至接近非吸烟者。而吸二手烟的人，发生类风湿关节炎的风险也会上升。体型超重或肥胖的人比体型正常的人发生类风湿关节炎的风险增加 15% ～ 30%。牙周炎和肠道菌群的菌群失调可能增加患类风湿关节炎的风险。因此，保持良好的口腔卫生和健康的饮食习惯也十分重要。

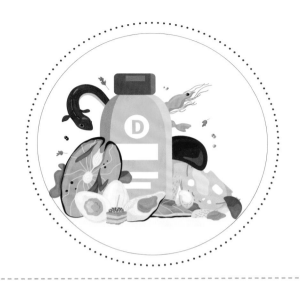

多种感染，例如细小病毒B19、乙型和丙型肝炎及风疹病毒感染等，可能都会增加患类风湿关节炎的风险。可能的原因是身体的免疫细胞在识别感染的病原体的时候，将和病原体相似的关节结构认为是有害的病原体，进而攻击关节结构，导致发病。

充足的钙、维生素D的摄入，保持良好的心情，坚持适当的运动，保持健康的体重，可能有助于降低类风湿关节炎的风险。

发病机制

类风湿关节炎的发病机制涉及遗传、环境、免疫和多种其他因素。可能的原因是先天遗传的基因和后天经历的各种环境因素共同作用的结果。

人的遗传基因中，目前尚没有发现哪个基因可以直接决定人得不得类风湿关节炎，而是许许多多的基因通过复杂的相互作用最终决定的。其中比较重要的基因包括HLA-DRB1基因等。

包括吸烟在内的各种各样的环境因素可能会导致人的固有免疫系统的反复激活。吸烟等环境因素可以导致蛋白结构发生改变，其中经典的结构改变叫作瓜氨酸化，身体的免疫系统认为瓜氨酸化的蛋白是"异体"，对其产生免疫反应，产生抗瓜氨酸化蛋白抗体（anti-citrullinated peptide autoantibodies，ACPA），多种抗体可以导致身体发生炎症反应，产生多种细胞因子，这些细胞因子包括肿瘤坏死因子-α（TNF-α）、白介素-1（IL-1）、白介素-6（IL-6）等。这些炎症反应逐渐加重，量变引起质变，多年后才会出现关节炎的症状。

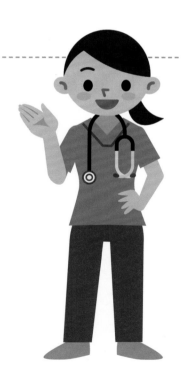

炎症在关节部位，主要是累及关节炎的滑膜部位，正常的滑膜有很多作用，例如保护、润滑等，而滑膜出现炎症后，就称之为滑膜炎。这时的滑膜能够不断发展壮大，进一步侵犯、破坏滑膜周围的软骨和骨结构。就像发炎变坏的滑膜把软骨和骨头"吃掉"了，因此有些人也把类风湿关节炎叫作"吃骨病"。

　　正常情况下，人体的免疫系统中，肩负最重要工作的细胞是淋巴细胞。它们对人体有保护作用，可以"识别自我，排斥异己"，不会对自身组织、细胞杀伤。人的固有免疫系统被环境因素激活，随后发生蛋白的瓜氨酸化，抗原提呈细胞（antigen presenting cell，APC）将身体的蛋白认错为"非我族类"的蛋白，提供给T细胞，最后激活B细胞，产生各种抗体。

　　类风湿关节炎的炎症最先出现在新生滑膜血管，血管炎会导致液体从血管漏出，局部的关节发生肿胀，炎症细胞包括淋巴细胞随着炎症进入滑膜。炎症细胞产生细胞因子，细胞因子又进一步吸引炎症细胞，造成炎症的恶性循环。其中重要的免疫细胞包括淋巴细胞、巨噬细胞和成纤维细胞样滑膜细胞等。成纤维细胞样滑膜细胞（fibroblast-like synoviocytes，FLS）是主要的破坏软骨、骨和肌腱的细胞。

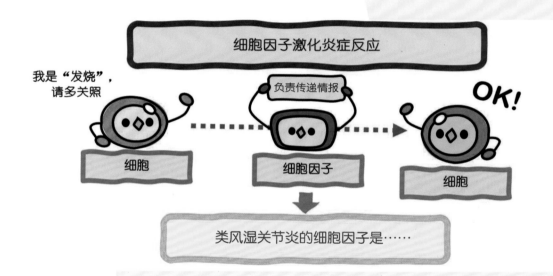

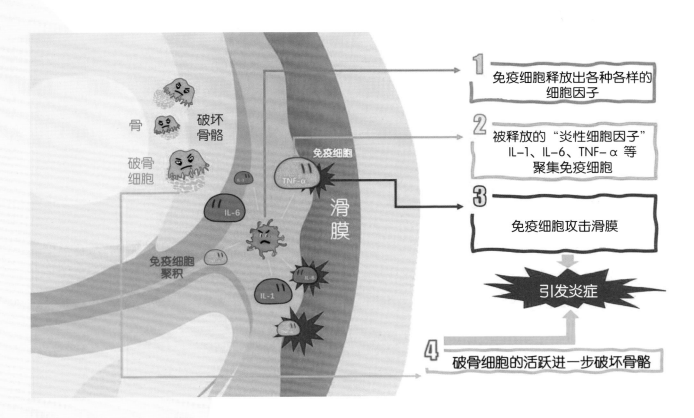

骨

破坏
骨骼

破骨
细胞

IL-6

免疫细胞
聚积

免疫细胞

TNF-α

滑
膜

IL-6

IL-1

TNF

1 免疫细胞释放出各种各样的
细胞因子

2 被释放的"炎性细胞因子"
IL-1、IL-6、TNF-α 等
聚集免疫细胞

3

免疫细胞攻击滑膜

引发炎症

4 破骨细胞的活跃进一步破坏骨骼

类风湿关节炎的炎症示意图

103

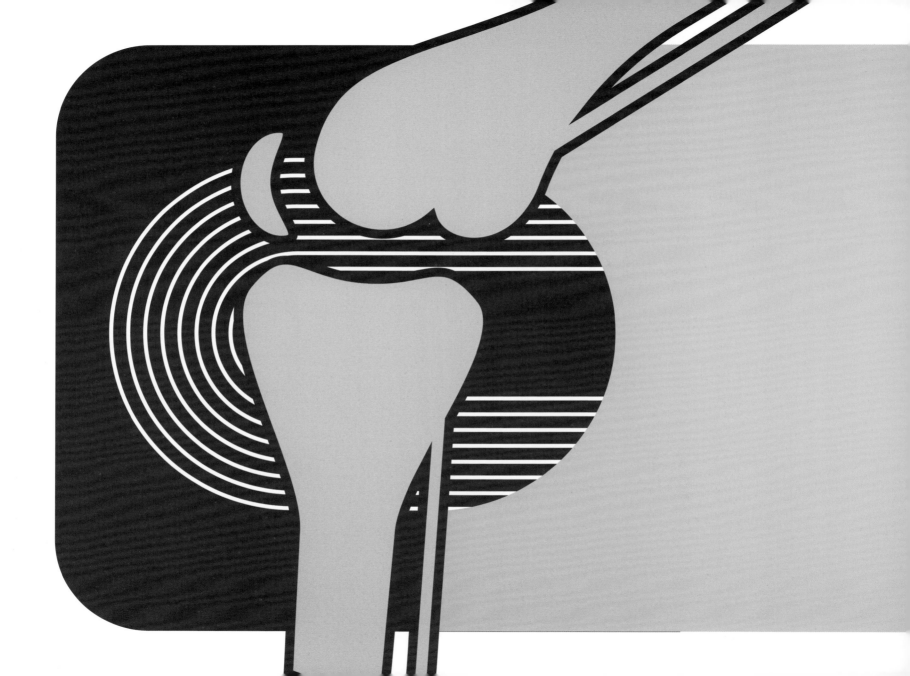

第三章
类风湿关节炎的诊断

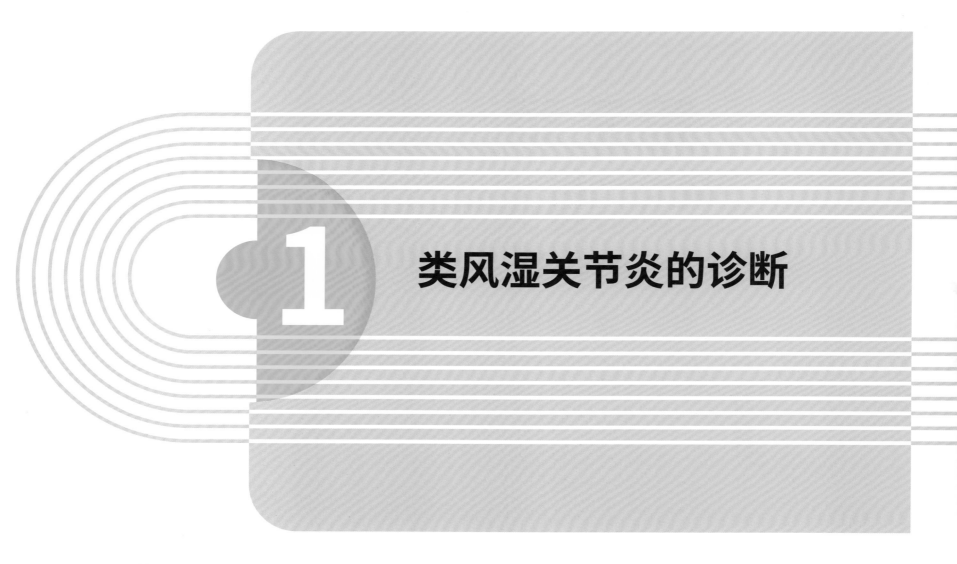

1 类风湿关节炎的诊断

诊断类风湿关节炎最重要的是医生根据患者的临床症状、体征、实验室指标、影像学指标综合判断以后，确定诊断。

国内外的专家也提出了很多指导诊断的标准，这些标准叫作分类标准。分类标准的意思是在医生诊断了类风湿关节炎的患者之后，可以看看患者是否符合这一分类标准，如果符合，更加支持类风湿关节炎的诊断，如果不符合，还是以临床医生的判断为准。分类标准提出的初衷是为了选择一批疾病特点比较相似的特定患者，进而开展流行病学研究和临床试验使用，而不是为了进行临床诊断。因此，分类标准虽然往往比较方便运用，但是在临床工作中只能作为参考，而不是诊断的"金标准"。

因此，为了诊断类风湿关节炎，医生会全面地询问病史（详见本书第90页），进行详细的体格检查，并开具实验室检查和影像学检查。然后以分类标准为重要参考，进行疾病的诊断。少部分患者临床表现不典型，也可能被医生诊断为类风湿关节炎，如血清阴性的类风湿关节炎等。

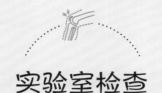

实验室检查

诊断相关指标

类风湿因子（rheumatoid factor，RF）和抗环瓜氨酸肽（cyclic-citrullinated peptide，CCP）抗体是第一次诊断类风湿关节炎时最重要的两项实验室检查，如果两项均阳性则患者患有类风湿关节炎的可能性更大。但是有10%～20%的患者可能为阴性。这些检查往往在一开始诊断时检测，一旦确诊，则不需要经常复查。类风湿因子和抗环瓜氨酸肽抗体均为阴性的患者也可能在充分排除其他疾病后，根据其他典型表现诊断为类风湿关节炎，这时往往称之为血清阴性的类风湿关节炎。研究表明，这类患者的疾病特点可能与抗体阳性的患者不同。

70%～80%的类风湿关节炎患者类风湿因子为阳性，但是这一指标的特异性较差，在其他许多炎性疾病患者中均为阳性，如感染、肝炎、结核、肿瘤等患者中。

RF在5%～10%的正常人中也会呈阳性，而且随着年龄的增长，出现类风湿因子阳性的可能性也会增加。因此检测时，RF的滴度越高（至少是正常上限的3倍），诊断类风湿关节炎的特异性，即可能性才越高。轻度的类风湿因子升高，不能代表就是类风湿关节炎。

检查是否有攻击自己身体的识别抗体

作为攻击自体的抗体，主要有两种

1 类风湿因子

攻击对象是免疫球蛋白G

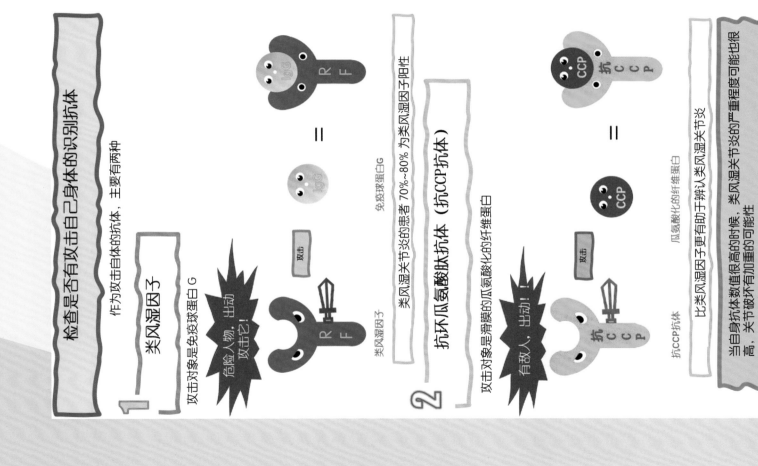

危险人物，出动！攻击它！

攻击

类风湿因子

免疫球蛋白G

类风湿关节炎的患者 70%~80% 为类风湿因子阳性

2 抗环瓜氨酸肽抗体（抗CCP抗体）

攻击对象是滑膜的瓜氨酸化的纤维蛋白

有敌人，出动！！

攻击

抗CCP抗体

瓜氨酸化的纤维蛋白

比类风湿因子更有助于辨认类风湿关节炎

当自身抗体数值很高的时候，类风湿关节炎的严重程度可能也很高，关节破坏有加重的可能性

类风湿关节炎相关抗体

109

抗环瓜氨酸肽抗体指的是以瓜氨酸化蛋白为抗原的抗体，常采用ELISA方法检测。70%～80%的患者出现抗环瓜氨酸肽抗体阳性，但它的特异性更高，可以高达95%～98%，意味着检测结果阳性的患者，尤其是滴度越高，达正常范围上限3倍以上的患者患有类风湿关节炎的可能性很大。但是抗CCP抗体也存在一个问题，就是可能在发生类风湿关节炎之前数年或者数十年就出现，不能看到抗CCP抗体就诊断为类风湿关节炎，还是要结合患者的症状和体征。

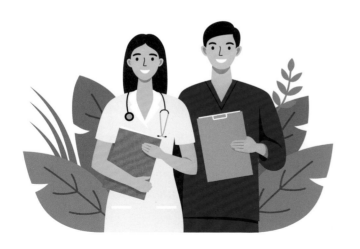

红细胞沉降率（erythrocyte sedimentation rate，ESR）和C反应蛋白（C-reactive protein，CRP）则是在整个疾病过程中都需要监测的指标。从一开始诊断时检测可以协助医生诊断，后期往往需要定期复查以协助医生评估疾病状态。ESR和CRP的升高提示炎症，它们升高的程度也和关节炎症的严重程度有关。

第一次诊断时，我们往往还会检测抗核抗体（antinuclear antibody，ANA），以便于排除系统性红斑狼疮和其他系统性风湿性疾病。一些类风湿关节炎患者也可能出现ANA阳性，这时应该进一步关注患者是否合并了其他风湿性疾病。

安全性相关指标

一般类风湿关节炎患者需要定期检查血常规和肝肾功能指标。类风湿关节炎患者的血常规可能正常或者轻度异常，可能由于关节和全身的慢性炎症导致轻度的贫血和血小板增多。肝肾功能检查异常可能提示存在其他的疾病，还可能影响治疗选择和药物剂量。

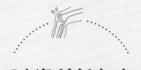

影像学检查

类风湿关节炎最典型的影像学表现是关节间隙变窄和骨侵蚀，对于有些患者，这些影像学改变在首次就诊时可能就已经存在，但通常是在起病数月之后，因持续性滑膜炎而逐渐变得明显。除了传统的X线片以外，MRI和肌肉骨骼超声（也叫作关节超声）在检测滑膜炎方面更敏感，能够在更早的时期发现类风湿关节炎的炎症。

X 线检查

初始诊断时往往会进行双手、双腕关节的X线检查，除了寻找类风湿关节炎的影像学证据以外，它还可以为判断病情、监测关节炎的进展提供基线的参照。X线可以发现关节周围软组织的肿胀、骨质疏松、关节间隙变窄、骨质破坏、关节受损及脱位等表现。一开始出现关节炎症状时就出现关节侵蚀的患者，往往提示病情的进展较快，需要更加积极地治疗。X线检查也可能提示其他疾病的特征，这时候需要进一步明确患者究竟存在哪种关节炎。

MRI 检查

MRI检查对关节周围软组织和早期滑膜炎症改变、骨髓水肿、骨质侵蚀都更为敏感，对早期诊断意义较大。但是价格较为昂贵，一般不会作为第一选择。

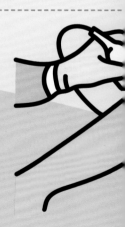

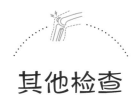

其他检查

如果患者有关节积液而诊断始终不能明确，医生可能会行关节穿刺，将抽出的关节滑液进行分析，以判断患者是否为痛风、假性痛风或感染性关节炎。滑液分析往往包含常规的细胞学检查、革兰氏染色和培养，还需要在偏振光显微镜下查找尿酸盐结晶。

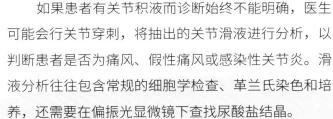

肌肉骨骼超声检查

肌肉骨骼超声，也叫关节超声，能够很好地显示关节结构，对滑膜增生、滑膜炎、关节积液、骨质侵蚀等改变都有较高的敏感性，还可以在超声引导下关节穿刺及治疗。它的优势是简便、便宜、没有辐射，但是比较依赖超声医师的水平，经验丰富的超声医师的报告结果对疾病的诊断和后续的评估都非常重要。

2

类风湿关节炎的
国内外诊断标准

目前，国内外最常用的类风湿关节炎诊断标准是经典的，于1987年由美国风湿病学会（ACR）制定的类风湿关节炎分类标准。这一标准精确地概括了类风湿关节炎的疾病特点，至今仍然被广泛使用。2010年，ACR/EULAR联合制定了新的分类标准，目的是希望能够识别更早期的患者。

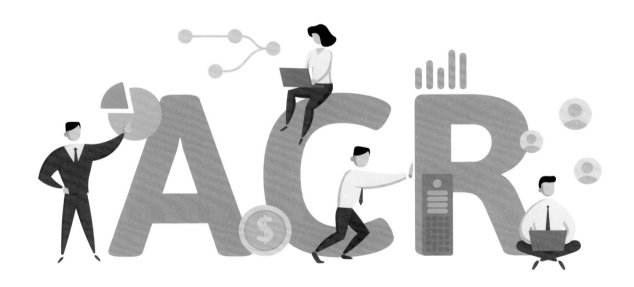

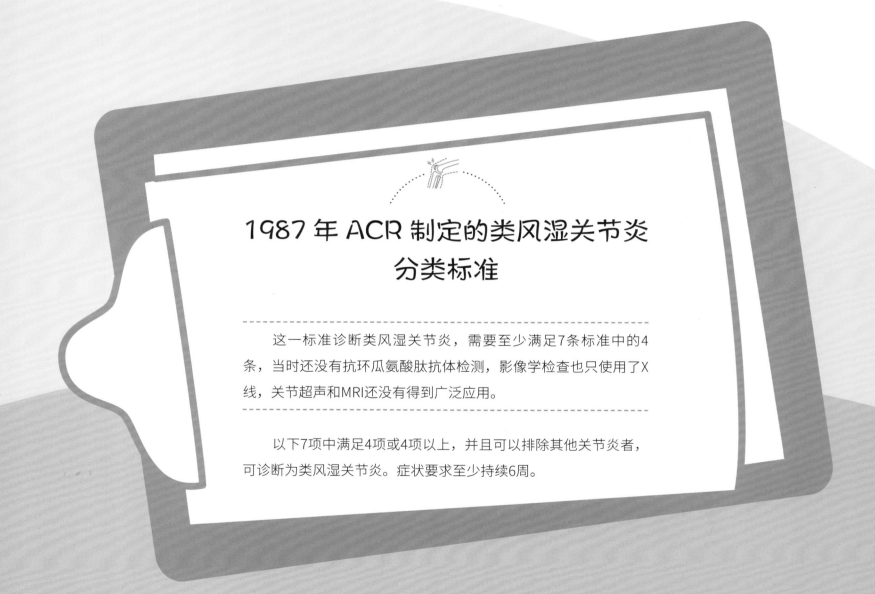

1987 年 ACR 制定的类风湿关节炎
分类标准

这一标准诊断类风湿关节炎，需要至少满足7条标准中的4条，当时还没有抗环瓜氨酸肽抗体检测，影像学检查也只使用了X线，关节超声和MRI还没有得到广泛应用。

以下7项中满足4项或4项以上，并且可以排除其他关节炎者，可诊断为类风湿关节炎。症状要求至少持续6周。

» 🗁 晨僵

关节或周围晨僵持续至少1小时（病程≥6周）。

» 🗁 3 个及以上关节区的关节炎

医生观察到以下14个关节区域（左右两侧的肘关节、腕关节、掌指关节、近端指间关节、膝关节、踝关节及跖趾关节）中，至少3个关节软组织肿胀或积液（而不是单纯骨性膨大）（病程≥6周）。

» 🗁 手关节炎

腕关节、掌指关节或近端指间关节区中，至少有1个关节区肿胀（病程≥6周）。

» 🗁 对称性关节炎

左右两侧关节同时受累（左右两侧的掌指关节、近端指间关节和跖趾关节受累时，不需要绝对对称）（病程≥6周）。

» 🗁 类风湿结节

医生观察到在骨突部位、伸肌表面或关节周围存在皮下结节。

» 🗁 血清类风湿因子（RF）阳性

血液检测出类风湿因子（RF）阳性。

» 🗁 影像学改变

在腕关节和手部关节的X线片上有典型的RA影像学改变，必须包括骨质侵蚀或受累关节及其邻近部位有明确的骨质疏松。

117

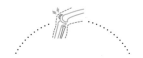

2010 年 ACR、EULAR 联合制定的类风湿关节炎分类标准

这一标准诊断RA需要满足：至少1个关节有滑膜炎，并且可以排除其他关节炎者，并且以下4项得分相加≥6分（最高10分）。应取各项的最高得分计算总分。

条目	分数
（1）关节受累情况（肿胀、疼痛）（0～5分）	
1个中大关节（指肩、肘、髋、膝、踝关节）	0分
2～10个中大关节	1分
1～3个小关节（指腕关节、掌指关节、近端指间关节、第2～5跖趾关节，不包括第1腕掌关节、第1跖趾关节和远端指间关节）	2分
4～10个小关节	3分
10个以上关节（至少1个为小关节）	5分
（2）血清学指标（0～3分）	
类风湿因子（RF）和抗环瓜氨酸肽（CCP）抗体均阴性	0分
RF或抗CCP抗体低滴度阳性（正常上限的1～3倍之间）	2分
RF和抗CCP抗体高滴度阳性（＞正常上限的3倍）	3分
（3）滑膜炎持续时间（0～1分）	
＜6周	0分
≥6周	1分
（4）急性期反应标志物（0～1分）	
C反应蛋白（CRP）和血沉（ESR）均正常	0分
CRP或ESR异常	1分

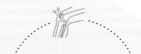

中华医学会风湿病学分会早期类风湿关节炎（ERA）分类标准

- 14个关节区中至少3个关节区存在关节炎。
- 腕关节、掌指关节或近端指间关节至少1处关节肿胀。
- 晨僵持续时间≥30分钟。
- RF阳性。
- 抗CCP抗体阳性。

以上条件满足3条或3条以上，并排除其他关节炎，可诊断为早期类风湿关节炎。

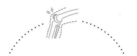

2016 年 EULAR 关节痛进展为类风湿关节炎的可能性标准

适用于关节痛患者，而无临床关节炎表现，关节痛不能用其他疾病诊断或解释。

» 📁 病史

- 近期出现关节症状（1年之内）。
- 掌指关节出现症状。
- 晨僵持续时间≥60分钟。
- 早晨症状最为严重。
- 一级亲属中有类风湿关节炎。

注：在类风湿关节炎的早期阶段，很多患者可能只有关节疼痛，但无明显的滑膜炎。在发现关节炎时，早期进行干预可以更加有效地减少疾病持续的风险，减少关节破坏。此评分标准针对有进展到类风湿关节炎风险的患者，评估一系列临床特征性表现。

» 📁 体格检查

- 握拳困难。
- 掌指关节挤压试验阳性。

关节痛进展为类风湿关节炎的可能性：

满足1项：14.1%。

满足2项：53.8%。

满足3项：74.4%。

满足4项：93.6%。

满足5～7项：100%。

3 类风湿关节炎的病情评估

类风湿关节炎的病情评估，一般称之为疾病活动度的评估，对于病情的准确评估有助于了解患者本身病情的状态和药物治疗后的状态，有助于评估药物治疗的疗效。

　　评估病情的指标是一些复合的指标，关注患者最关键的临床症状和实验室指标。测量这些指标，可以通过公式计算出疾病活动的评分，根据分数对疾病活动度和药物治疗的疗效进行标准化定量评估。患者充分了解自己的疾病活动评分，可以有助于更清晰地了解疾病状态，确定治疗目标，进而更有效地和医生进行沟通交流，共同制订更适合的治疗方案。

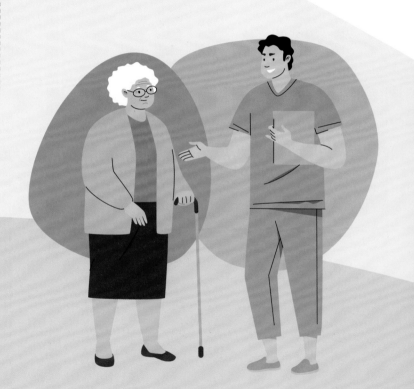

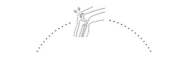

重点关注的临床症状

从20世纪90年代开始，风湿病学专家就致力于寻找并关注可以评估类风湿关节炎患者疾病活动度的核心临床症状，并将其和重点关注的实验室指标进行组合和计算，全面地评估疾病。其中最关键的临床症状包括肿胀和压痛关节个数、患者大致评估的疼痛分数、疾病活动度分数和身体功能状态分数。

压痛关节个数

顾名思义，压痛关节个数指的是按压时疼痛的关节个数。关节压痛指的是，医生或者其他人对患者的关节进行一定力度的按压后，患者感受到的一种疼痛，和关节休息时的疼痛有所不同。

虽然也有评分根据不同的压痛程度进一步赋予不同的分值，但是仅仅使用压痛关节的个数已经是非常好的评估指标。

虽然全身有数百个关节，但是在类风湿关节炎患者中，医生往往只会选择其中具有代表性的几十个作为需要评估的关节。一般来说，比较全面的评估会选择全身68个关节，简单版本的评估会选择28个关节。

» 🗀 68 关节

　　68关节指的是双侧颞颌关节、胸锁关节、肩锁关节、肩关节、肘关节、腕关节、髋关节、膝关节、踝关节、跖骨关节，还有很多小关节，包括手部的第1到第5掌指关节、第1到第5近端指间关节、第2到第5远端指间关节，足部的第1到第5跖趾关节、第1到第5趾间关节。

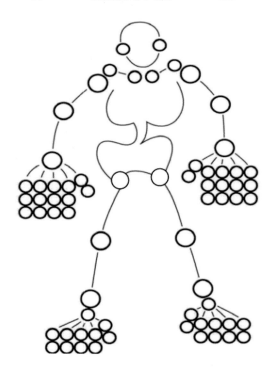

右　　　压痛关节数　　　左

68个关节查体示意图

» 📁 28 关节

28关节是简化的版本，不评估踝关节和足部的小关节，仅包括双侧肩关节、肘关节、腕关节、膝关节，手部的第1到第5掌指关节、第1到第5近端指间关节。

Ritchie关节指数评估关节压痛是增加了压痛程度的评分，记录总分。关节记分与关节大小无关，疼痛分为3级，即压痛（tender）、压痛伴畏缩（tender and winced）以及压痛、畏缩和躲避（tender winced and withdrew），分别记1分、2分和3分。这种记分方法稍微复杂一些，因此使用得相对较少。

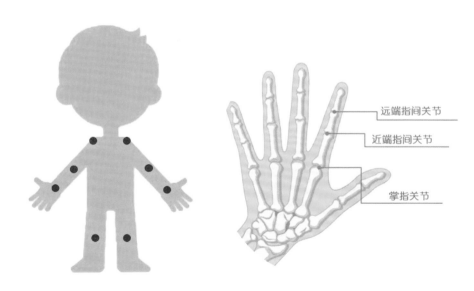

28个关节查体示意图
双侧肩关节、肘关节、腕关节、膝关节，手部的第1~5掌指关节、第1~5近端指间关节

肿胀关节个数

　　肿胀关节个数，指的是医生查体查到的肿胀关节的个数。关节肿胀的原因往往是关节内出现滑膜炎症和积液，关节周围的软组织出现炎症和肿胀，医生通过触摸关节或者施加一定的压力在关节上感受，肿胀关节有一种湿软感则提示滑膜炎症，有波动感则提示可能有积液。关节肿胀时不一定伴有发热和发红，但是严重的炎症时，关节触摸时温热感会比较明显。

　　肿胀关节个数是由医生进行评估的。虽然也可根据不同的肿胀程度进一步赋予不同的分值，但是仅仅使用肿胀关节个数已经是非常好的评估指标。对应的，比较全面的评估会选择全身66个关节，简单版本的评估会选择28个关节。其中由于双侧髋关节位置比较深无法判定是否肿胀，其他选定的关节与评估压痛的关节均相同。因此，66个压痛关节对应的是66个肿胀关节，28个压痛关节对应的是28个肿胀关节。

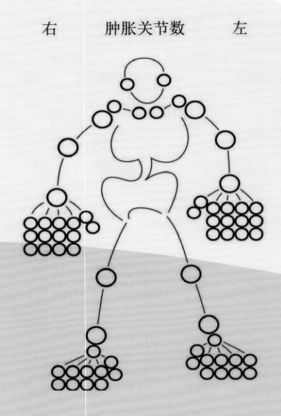

66个关节查体示意图

患者的疼痛评分

　　患者的疼痛感可以使用一种叫作视觉模拟评分（visual analogue scale，VAS）的方法进行评估。这时会在白纸上画一条长度为100mm的横线，左端的0mm对应的是完全没有疼痛，右端的100mm对应的是患者能够感受到的最痛的疼痛，然后患者根据过去1周左右的疼痛程度，将自己的感觉标在这条线的某个位置。熟悉这个评分以后，患者也可以自行每天进行评估。这个评分的值可以是0～100的任何值。

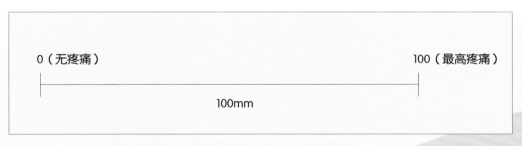

0（无疼痛）　　　　　　　　　　　　　　　100（最高疼痛）

100mm

视觉模拟评分（VAS）示意图

简化的时候也可以使用数值评定量表，从0～10，整数逐渐增加，这个评分的值就是0～10的整数值。
更简化也可以使用5点Likert量表，从0～5，整数逐渐增加，这个评分的值就是0～5的整数值。

患者的整体疾病活动度评估

患者的整体疾病活动度评估（patient global assessment，PGA）指的是患者自我感受到的疾病活动程度的评分，往往也使用视觉模拟评分（VAS）的方法进行评估。同样在白纸上画一条长度为100mm的横线，左端的0mm对应的是完全正常，右端的100mm对应的是患者认为的疾病活动最严重的情况，患者根据过去1周左右的全面的疾病感受，而不仅仅是疼痛的感受，将自己的感觉标在这条线的某个位置。

医生的整体疾病活动度评估

医生的整体疾病活动度评估，也叫作评估者的整体疾病活动度评估（evaluator global assessment，EGA），医生往往会综合患者的整体情况，即临床症状和各项实验室指标进行评估。

医生和患者的评分都很重要，医生在评估的时候，往往会根据治疗患者的经验评判比较，患者只能比较自己目前的状态和以前的状态。

其他指标

其他与疾病活动度相关的症状包括晨僵持续时间、乏力程度和功能下降。

每天自主评估和监测自己的晨僵持续时间简便易行，监测结果还有助于评估病情的活动程度。

乏力程度也可以使用视觉模拟评分（VAS）的方法进行评估。同样使用一条画在白纸上的长度为100mm的横线，左端的0mm对应的是完全没有乏力，右端的100mm对应的是患者认为的乏力最严重的情况，患者根据过去1周左右的乏力的感受，将自己的感觉标在这条线的某个位置。

除了这些简便的方法，还可以使用慢性病治疗功能评估（functional assessment of chronic illness therapy，FACIT）乏力量表，详细地评估乏力的水平，也可以使用健康调查简表-36（Short Form-36，SF-36）中的乏力量表。

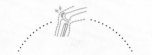

重点关注的实验室指标

急性期反应标志物

疾病的炎症程度，最常用的评估指标是急性期反应标志物，特别是ESR和CRP所反映的水平，是类风湿关节炎疾病活动度最常用的比较客观的评估指标。急性期反应标志物的水平，不仅可以反映目前的临床疾病活动度，还和疾病晚期关节破坏的影像学进展密切相关。

ESR和CRP是应用最广泛的两种标志物，这两项检查已经非常普及，检测费用也不高，大部分医院都可以检测。它们除了可以反映类风湿关节炎的炎症水平和疾病活动度，还可以反映各种感染性炎症的水平。使用药物治疗后，ESR和CRP通常会随着疾病活动度变化而升高或降低，因此，类风湿关节炎患者常规复查时，医生往往会开具这两项检查。一般认为，在类风湿关节炎中，CRP的水平比ESR的水平可能更能反映疾病的状态。

由于ESR和CRP还可以反映各种感染性炎症的水平，因此，在评估患者病情的时候，还应该评估患者是否存在各种感染性疾病。

安全性指标

在类风湿关节炎的评估中，安全性指标的评估也非常重要，这些指标包括常见的血常规、肝肾功，根据病情和使用的药物，需要每1～3个月评估1次。由于类风湿关节炎疾病本身和使用的药物都可能导致肺部的损伤，肺部CT也可以每1～2年评估1次。这些指标的评估主要和用药的安全性有关，需要在正常范围内才能继续使用药物治疗，如果有异常，往往需要对应处理后，再加用或者调整治疗药物。

其他指标

在类风湿关节炎的发病过程中，还有很多炎症因子促进了炎症的发生，这些因子包括IL-1、IL-6和TNF-α。测定这些指标，可以辅助ESR和CRP评估类风湿关节炎的疾病活动度。

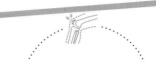

综合评估量表

  综合评估量表是将上述重点关注的临床症状和实验室指标进行综合计算，更全面地评估疾病活动度。在患者的就诊过程中，除了通过关注临床症状和实验室指标大概评估患者的病情和监测药物副作用以外，最好能够计算评估疾病活动度的综合评估量表。但是这些综合评估量表较为复杂，往往需要医务人员使用专门的计算工具才能完成。

  每次就诊时都采用综合评估量表评估，或者定期评估（如每3个月评估这些量表），可以清楚地看出病情的变化，并且可以部分预测以后病情变化的趋势，有助于医生和患者更好地了解病情，及时调整治疗方案。

  常用的综合评估量表主要包括28关节疾病活动度评分（Disease Activity Score using 28 joints，DAS28）、临床疾病活动度指数（Clinical Disease Activity Index，CDAI）和疾病活动度指数简表（Simplified Disease Activity Index，SDAI）等。

使用 ESR 或者 CRP 的 DAS28

目前，在临床工作中和药物临床试验中，DAS28是非常常用的评估量表。它的原型是DAS，后续在工作中进行了简化，将关节疼痛和肿胀的评分简化，计数的关节也进行了简化，成为DAS28，即计数28个关节的评分。

计算公式：

DAS28－ESR=$0.56 \times \sqrt{A} + 0.28 \times \sqrt{A}$（SJC28）＋$0.70 \times \ln$（ESR）＋$0.014 \times$PGA（0～100分）

DAS28－CRP= $0.56 \times \sqrt{A} + 0.28 \times \sqrt{A}$（SJC28）＋$0.36 \times \ln$（CRP+1）＋$0.014 \times$PGA（0～100分）＋0.96（CRP单位为mg/L）

> 结果解读：
>
> 疾病缓解：DAS28 ≤ 2.6。
>
> 低疾病活动度：2.6＜DAS28≤ 3.2。
>
> 中等疾病活动度：3.2＜DAS28 ≤ 5.1。
>
> 高疾病活动度：DAS28＞5.1。
>
> 对于 DAS28-ESR，如果两次差值＞0.6，可称之为中等改善；如果两次差值＞1.2，可称之为明显改善。

SDAI

疾病活动指数简表（Simplified Disease Activity Index，SDAI）是直接采用前面提到过的5个重点关注的临床症状的数值，直接相加即可。

SDAI= 28个压痛关节计数＋ 28个肿胀关节计数＋PGA（0～10分）＋EGA（0～10分）＋CRP水平（mg/dL）

有学者发现，SDAI和医生的治疗决定、关节超声的改变二者的关联是最好的。

> 结果解读：
>
> 疾病缓解：SDAI≤ 3.3。
>
> 低疾病活动度：3.3＜SDAI ≤11。
>
> 中等疾病活动度：11＜SDAI ≤26。
>
> 高疾病活动度：SDAI＞ 26。
>
> 其中疾病缓解的要求为：不允许存在超过2个肿胀或压痛的关节。它的要求是比较严格的，ACR/EULAR的缓解定义也采用这一标准。

CDAI

CDAI其实就是简化的SDAI，在缺乏检验指标的时候，根据4个关键临床症状的数值，直接相加即可。

CDAI= 28个压痛关节计数 + 28个肿胀关节计数 + PGA（0～10分）+ EGA（0～10分）

结果解读：

疾病缓解：CDAI ≤ 2.8。

低疾病活动度：2.8＜CDAI ≤10。

中等疾病活动度：10＜CDAI ≤22。

高疾病活动度：CDAI＞22。

常规患者评估指标数据 3（RAPID3）

常规患者评估指标数据3（Routine Assessment of Patient Index Data 3，RAPID3）是患者的个人评分，患者仅需根据自己的情况进行评分，而不需要医生的评估和实验室指标。它的优点在于简单方便，患者可以自行完成，缺点则是患者可能无法分辨自己的症状究竟是疾病的活动还是长期疾病损害造成的，也无法判断关节症状是全部由类风湿关节炎引起的还是合并其他关节炎，比如骨关节炎，这在中老年患者中也非常常见。

RAPID3评分由HAQ评分、身体机能评分、疼痛评分和患者评定的整体疾病活动度（PGA）组成，全都标准化为0～10分，相加后再除以3，得到最终的评分。

🖹 健康状况评估量表（Health Assessment Questionnaire，HAQ）

> HAQ-DI评分＜0.3为正常，HAQ-DI评分较高表明生活能力下降。这种能力的下降有可能是疾病活动状态导致的一过性、短暂性的，也可能是长期的关节受损和关节畸形导致的。

健康状况评估量表是最常用的评估类风湿关节炎患者的全身状态的量表，现在常用的是健康状况评估量表（Health Assessment Questionnaire，HAQ）-失能指数（Disability Index，DI）量表，是从最初的HAQ量表中选取了核心指标，在临床工作中和药物临床试验中广泛应用。前面我们已经提过它包含的20个问题（见本书第71页），这些问题涵盖了穿衣、起身、进食、行走、个人卫生、伸手够物、握物和日常活动，全面地评估了患者的日常生活活动能力和健康状况。

患者回答每个问题时，按照日常生活活动能力程度，在0～3分中选择：

0=无困难；1=有一定困难；2=很困难；3=不能完成。

最终的HAQ-DI评分范围在0～3，取8类评分的平均值。

🖹 健康调查简表 -36（Short Form-36，SF-36）

SF-36是包含36项内容的患者自行评估的健康状态评估量表，几乎可以适用于所有疾病，可以评估患者的整体健康状况和生活质量。

SF-36问卷的36个问题，也是涵盖了8个方面：身体机能、身体职能、总体健康、身体疼痛、心理健康、社会功能、活力及情感职能，概括为两大类则是身体评分和心理评分。SF-36评分越高，提示健康状态和生活质量越好。

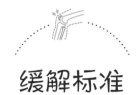

缓解标准

目前，类风湿关节炎的治疗强调的是达标治疗。达标治疗指的是医生和患者在一开始就确定一个治疗目标，然后一直向着这个目标努力。这个目标要比较明确，因此就需要使用前面提到的综合评估量表，这些量表的评分可以直观显示患者的疾病处于何种状态，即高度、中度、轻度疾病活动或者缓解状态，疾病的改善程度等，评分数值的改变也对疾病的改善程度有所提示。

其中，DAS28、SDAI和CDAI都是连续评分，计算相对简便，能够持续监测整体的疾病活动度。其他的缓解标准则可能较为复杂。

ACR 缓解标准

疾病活动度改善20%、50%和70%的ACR分类缓解标准，也分别叫作ACR20、ACR50和ACR70。ACR20缓解是指肿胀和压痛关节计数均减少≥20%，并且核心组合其余5项指标中至少有3项改善≥20%；ACR20是很多药物临床试验使用的标准指标。它关注的是达到这一临界值患者的百分比，而不是患者的平均疗效。

随着新药的应用，现在提出了更严格的疾病活动度改善标准，即ACR50和ACR70缓解标准，顾名思义，分别对应改善50%和70%。ACR70缓解基本可以说明患者能够达到较低的疾病活动度状态。

EULAR 缓解标准

EULAR缓解标准是基于DAS28评分，将改善分为良好缓解或中度缓解。

EULAR良好缓解指的是DAS28评分降低必须＞1.2，同时需要达到低疾病活动度（DAS28＜3.2）。

EULAR中度缓解指的是DAS28评分降低超过1.2，但未达到低疾病活动度；或者DAS28评分降低0.6～1.2，同时要求疾病活动度最高为中等（DAS28＜5.1）。

比较来说，EULAR中度缓解标准比ACR20缓解更易达到，EULAR良好缓解比ACR70缓解更易达到。

SDAI 和 CDAI 缓解标准

SDAI和CDAI虽然已经有了缓解标准，但是在研究中，也有学者提出将SDAI或CDAI的数值相对改善为50%、70%或85%时，分别定义为轻微、中度和大幅缓解。

ACR/EULAR 临床试验缓解标准

ACR/EULAR缓解标准满足以下二者其中的一项即可：

🦴SDAI≤3.3。

🦴满足以下所有标准（Boolean标准）：① 肿胀和压痛关节计数（采用28关节计数法）所得结果≤1。② PGA≤1（0~10分量表）。③ CRP≤1mg/dL。

其中，PGA≤1提示缓解效果最好，PGA≤2也是可以接受的。

疾病活动度的生物标志物评分

医生也希望发现一种方法，可以仅仅通过抽血就完成对疾病活动度的评估，抽血后检测各种指标即生物标志物的血液水平，就可以得出反映疾病活动度的评分。但是现在这种评分还没有公认的可以在临床中应用的。

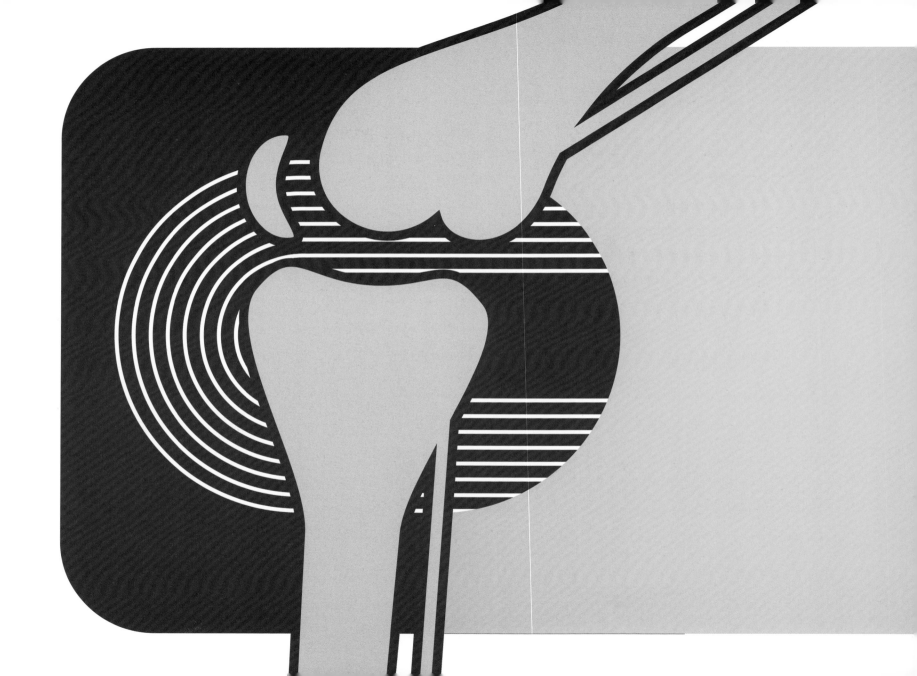

第四章
类风湿关节炎的治疗

1

类风湿关节炎患者的健康管理

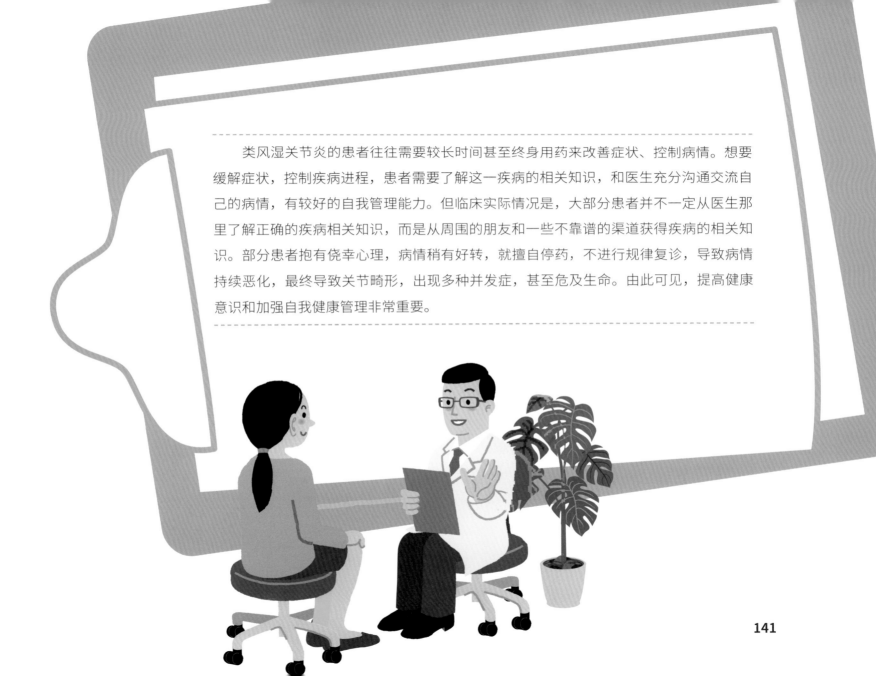

　　类风湿关节炎的患者往往需要较长时间甚至终身用药来改善症状、控制病情。想要缓解症状，控制疾病进程，患者需要了解这一疾病的相关知识，和医生充分沟通交流自己的病情，有较好的自我管理能力。但临床实际情况是，大部分患者并不一定从医生那里了解正确的疾病相关知识，而是从周围的朋友和一些不靠谱的渠道获得疾病的相关知识。部分患者抱有侥幸心理，病情稍有好转，就擅自停药，不进行规律复诊，导致病情持续恶化，最终导致关节畸形，出现多种并发症，甚至危及生命。由此可见，提高健康意识和加强自我健康管理非常重要。

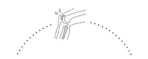

加强对类风湿关节炎的认识

从医生或者正规的渠道了解疾病相关知识非常重要。同时，关注自己的身体状况，及时记录自己的不适，及时到正规医院就诊。在就诊过程中，尽可能多地从医护人员那里获得关于疾病的正确知识，和医生充分交流，与医生共同确定治疗的目标，并尽可能地去达到这一目标。了解治疗药物可能带来的不良反应，学习日常生活中的注意事项等相关健康知识。

- -

现在，类风湿关节炎是可控可治的疾病，我国医保的政策也越来越好。因此，类风湿关节炎患者没有必要担心治疗花费太大，也没有必要忍耐着疼痛，拖到疾病晚期才来就诊。

- -

目前，针对类风湿关节炎的治疗基本上都是以西医治疗为主，中西医结合共同治疗疾病，正规的中医院也都是采用中西医结合的方式治疗疾病。因此，出现关节炎时，请务必到正规的医院就诊，咨询医生的意见，科学评估病情。千万不要随便听取"朋友"的意见，不要随便寻找治疗的"偏方"。

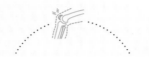

保持良好的心态

　　始终保持良好的心态是治疗任何疾病的基础。了解类风湿关节炎的疾病特点，知道它可控可治后，大部分患者可以坦然面对，保持平常心。但仍有少部分患者会因为身体的不舒服和对于病情的担忧，出现焦虑和抑郁的情绪。情绪不佳会影响疾病的治疗效果。如果能在心理上做好与疾病长期共存的准备，保持积极良好的心态应对出现的任何问题，就更有利于症状的缓解和病情的控制。

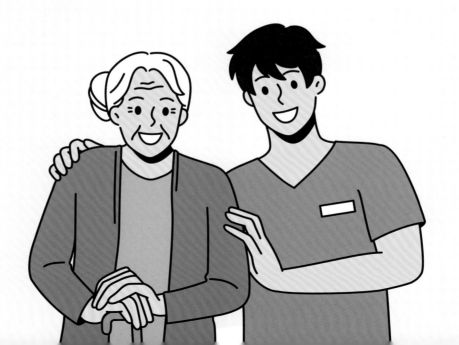

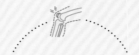

保持良好的生活方式非常关键

　　良好的生活方式包括规律的生活作息、健康的饮食习惯、适当的运动习惯。养成规律的生活作息，避免长期熬夜等习惯；早睡早起，是健康生活的基础。健康的饮食习惯指的是按时适量进食三餐，既不过量饮食，也不随意节食减肥，戒烟戒酒，避免进食过油、过咸及刺激性食物，适当摄入瘦肉、鸡蛋、牛奶等优质蛋白质，多吃蔬菜，适当食用水果，保持食物多样性。适当的运动习惯指的是养成良好的运动习惯，循序渐进地探索适合自己的运动形式和时间，它可以减少疾病活动、疲劳和疼痛并改善心理健康。在关节肿痛的急性期的时候，以休息为主，可以在家人的帮助下开展简单的关节伸展活动。其他时候，建议自主开展适度的有氧运动，保证肌肉的力量，保证关节的稳定性和活动度，避免关节"用进废退"，即出现关节运动丧失、关节挛缩和肌肉萎缩。散步、游泳、打太极拳等运动都是非常推荐的有氧运动，这些运动可以改善肌肉和关节功能，改善关节结构和稳定性，提升关节活动范围、有氧能力和身体机能，并能缓解整体疼痛和提高生活质量。适当进行增加肌肉力量的练习对控制病情也有促进作用。肥胖患者要减轻体重，因为即使是轻度超重也会增加有滑膜炎的关节的压力，可能会加速关节破坏。

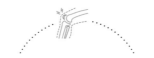

科学选择治疗药物

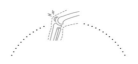

定期复诊

类风湿关节炎疾病治疗的核心是科学选择治疗药物，这一点是由患者和医生共同交流而决定的。患者在发现关节炎症状时，应尽快到正规医院进行早期诊断，一经确诊，即在医生的指导和开具的处方下，开始规律使用改善病情抗风湿药物（disease-modifying antirheumatic drugs，DMARDs）。目前，任何一种治疗方案都不能彻底治愈类风湿关节炎，所以最好的治疗目标是在药物的帮助下，使疾病尽快好转，并长期维持在缓解状态。

类风湿关节炎是终身性慢性疾病，不论患者病情是否已经缓解，定期规律在正规医院的风湿免疫科门诊随访、定期复查、评估疾病活动度和药物副作用是非常必要的。通过定期随访，医生可以掌握患者的病情，了解患者的治疗效果，监测药物的不良反应，根据病情变化调整用药，从而提高治疗的安全性和有效性，达到个体化治疗的最佳治疗效果。

2 类风湿关节炎患者的常规治疗

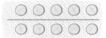

类风湿关节炎患者的药物治疗是最基础的，因为这个疾病几乎不可能自然好转，俗称不能"断根"，接受长期的药物治疗非常重要。

目前，用于治疗类风湿关节炎的药物分为五大类，即非甾体抗炎药（nonsteroidal anti-inflammatory drugs，NSAIDs）、传统改善病情抗风湿药物（DMARDs）、糖皮质激素、生物制剂及植物类药物。初始治疗必须应用一种改善病情抗风湿药物。

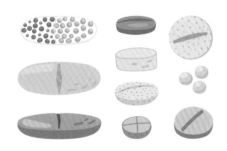

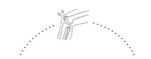

非甾体抗炎药（NASIDs）

　　甾体指的是糖皮质激素类药物，虽然二者都具有减少炎症和止痛的作用，但非甾体抗炎药的化学结构和作用机制都和甾体类药物不一样。非甾体抗炎药是一大类药物，以前也叫解热镇痛药。解热指的是可以退热或者退烧，镇痛是指对于绝大部分的关节、肌肉疼痛都有止痛效果，因此是很多患者首先使用的缓解关节肿痛的常用药，可能来自家庭的常用备用药，也可能来自首次就诊时医生开具的药物。它们是非常常见和常用的药物，除了口服药物，还有外用的乳膏或者凝胶。这类药物在一开始可能有效，但是它们并不能阻止关节的进一步破坏，因此在后期会出现不能控制的疼痛，可能出现关节肿胀，这时需要药物加量，或者一不吃药就疼，非常依赖药物。简单来说就是，治标不治本。

　　常用的非甾体抗炎药有布洛芬、洛索洛芬、双氯芬酸、依托考昔、塞来昔布等，阿司匹林最早也是作为非甾体抗炎药被发明的。它们有各自的特点，一般情况下，按照医生的医嘱使用有效的最小剂量就可以了。

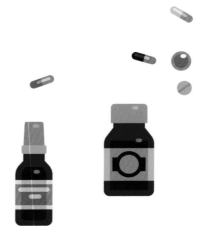

非甾体抗炎药通过抑制环氧合酶（cyclooxygenase，COX）来减轻疼痛和炎症，这也是造成它们有许多副作用的原因。根据不同的非甾体抗炎药抑制COX的能力可以将其分为非选择性和选择性。非选择性的非甾体抗炎药可以在很大程度上同时抑制COX-1和COX-2。选择性的非甾体抗炎药主要抑制COX-2，它在炎症部位更多，COX-1也常存在于胃、血小板和血管中。

❋非选择性的非甾体抗炎药，就是最开始发现的药物，包括布洛芬、双氯芬酸、洛索洛芬等。其中，布洛芬混悬滴剂可以应用于6个月以上的儿童，洛索洛芬则可以快速在15～30分钟起效。

❋选择性的非甾体抗炎药，也称为COX-2抑制剂，主要抑制在炎症部位存在的COX-2，因此效果好的同时，对胃肠道的损伤明显减少。最常用的药物是塞来昔布（Celebrex）和依托考昔（Arcoxia），一般来说，前者更温和，后者疗效更强一些。

由于药物可能存在副作用，因此不能同时服用两种非甾体抗炎药。如果一种非甾体抗炎药效果不太好，医生可能会建议在说明书建议的剂量之内，逐渐尝试增加剂量。使用一段时间的足剂量的药物后，如果效果仍然不好，可以考虑换用另一种药物。

非甾体抗炎药最主要的副作用就是伤胃，可能会导致胃不舒服，长期滥用还有可能导致胃肠道溃疡或者出血。胃肠道不好或者有胃肠道糜烂或溃疡的患者，一定要在医生的指导下使用，避免发生严重的胃肠道副作用。轻症的患者可以在同时使用胃药的情况下使用，胃肠道病情严重的患者则不建议使用。对于有严重心脏病、肾脏病和肝硬化等疾病的患者，也应该尽量避免使用。对于此类情况，使用外用的非甾体抗炎药可能更安全。

对于一般患者，医生在开具非甾体抗炎药时往往会同时开具胃药来保护胃肠道。最常用的保护胃肠道的药物有泮托拉唑、兰索拉唑、奥美拉唑等，它们可以减少胃酸的生成，进而降低非甾体抗炎药相关的胃肠道溃疡的风险。

有心血管疾病风险或心血管疾病的患者使用非甾体抗炎药后，心脏病的发病风险可能会增加，尤其是使用选择性抑制COX-2的非甾体抗炎药的患者。因此，这类患者应当尽量避免使用非甾体抗炎药，如果实在需要服用的话，则在尽可能短的时间内服用尽可能低剂量的非甾体抗炎药。

阿司匹林，也叫乙酰水杨酸，化学式为$C_9H_8O_4$，是在1853年由法国化学家夏尔从植物绣线菊中提取的水杨酸，和乙酐合成的。1897年，德国化学家费利克斯·霍夫曼又进行了合成，并用来为他父亲治疗关节炎，疗效较好。拜耳公司将其命名为"aspirin"，"a"代表乙酰，"spir"是绣线菊spiraea的前4个字母，"in"是拜耳公司的药品名字命名习惯后缀。1898年，拜耳公司将这个明星药物成功上市销售。它的消炎镇痛和退热作用使得它在20世纪初风靡全球，是医药史上的经典药物。

在1948年，美国医生克莱文首次提出，阿司匹林具有抗血小板的作用，可以用于预防心肌梗死。1971年，英国药理学家约翰·罗伯特·范恩发现，阿司匹林可以阻止前列腺素在人体内的合成，而这一研

究贡献也使得他和瑞典医学家萨米埃尔松、贝里斯特隆三人获得了1982年的诺贝尔生理学及医学奖。1977年，《卒中》杂志发表了第一个证实阿司匹林预防脑梗死的随机、双盲、安慰剂对照研究。1983年，《新英格兰医学杂志》发表了第一个证实阿司匹林降低心肌梗死风险的研究。此后，美国食品和药品管理局分别于1980年和1985年批准阿司匹林用于预防脑梗死和心肌梗死。阿司匹林也是真正的诺贝尔奖级别的非甾体抗炎药。因此，现在阿司匹林更多是用于防治心脑血管疾病，使用任何剂量的阿司匹林治疗心脑血管疾病时，再加用一种非甾体抗炎药会增加出血风险，如果确实有必要使用，应加强护胃，阿司匹林应在非甾体抗炎药前至少两小时服用。

阿司匹林化学结构式

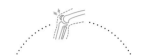

传统改善病情抗风湿药物

改善病情抗风湿药物（DMARDs）指的是一组用于治疗类风湿关节炎的药物。它们可以抑制身体过度活跃的免疫和炎症系统，往往需要1~3个月才能起效，并不能立即缓解症状，但起效后可以减轻炎症，控制和延缓病情的进展，预防和减少关节损伤，保护关节的结构和功能。一旦确诊类风湿关节炎需要立即启动改善病情抗风湿药物治疗，不同药物具有不同的作用机制及不良反应，需要在专业医师指导下使用。

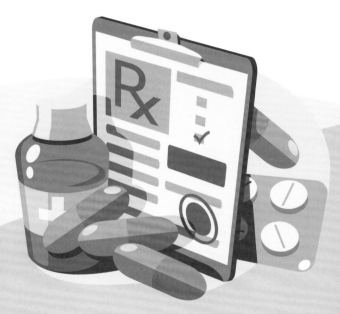

药物的选择取决于许多因素，包括类风湿关节炎患者病情的阶段和严重程度、可能的副作用和预期的疗效之间的平衡。可以选择单用也可以选择联用，一般会先尝试单用药物，疗效不佳时才会进一步尝试使用不同的药物组合。每个人对药物的疗效都可能不同，目前的研究都是针对人群评估药物的疗效，无法预测每个人使用哪种方案效果更好，要尝试过才知道哪种药物或者组合疗效更好。

最常见的传统改善病情抗风湿药物是甲氨蝶呤、来氟米特、柳氮磺胺吡啶和羟氯喹。

甲氨蝶呤

甲氨蝶呤（methotrexate，MTX）是治疗类风湿关节炎的基础用药，也是首选药。它是二氢叶酸还原酶抑制剂，使细胞的嘌呤的合成受到抑制，最初是用作治疗癌症的化疗药物。但是后来发现使用比治疗癌症低很多的剂量，可以用于类风湿关节炎和其他风湿性疾病的治疗，可以减轻关节炎症，减少关节损伤。由于治疗类风湿关节炎时使用的剂量小很多，相应的副作用也会小很多。

> 甲氨蝶呤每周只需要服用一次，一般应在每周的同一天服用，比如每周六用药。这一点非常重要！！！如果没有按照医生的交代服用，而是每天按照错误的方法服用，它的药物副作用可能非常严重，甚至可能导致死亡。

一般每片药物为2.5mg，往往在医生的指导下，根据患者的年龄、体型大小、合并疾病、肝肾功能及疾病活动度，每周使用7.5～15mg（3～6片），这个剂量往往是亚洲人群可以耐受的，但是具体的使用剂量需要由经验丰富医生来决定，剂量也可能会大于每周15mg。通常口服4～6周才起效。如果单用甲氨蝶呤不能充分控制疾病，它还可以与其他传统改善病情抗风湿药物、生物制剂或其他靶向合成的改善病情抗风湿药物联合使用。

✿ 甲氨蝶呤常见的副作用包括胃部不适和口腔溃疡，它也可能会干扰骨髓的血细胞生成，白细胞减少会导致发烧、感染，血小板减少容易出现瘀斑和出血。

如果每天按照错误的方法服药，就有可能导致严重的可能会致死的感染或者严重的出血，出血的最初表现往往是满嘴血泡。

✿ 低剂量的甲氨蝶呤也可能会出现肝功能损伤，约在10%的患者中出现，因此任何服用甲氨蝶呤的人都需要定期抽血检查血常规和肝肾功能。由于饮酒伤肝，因此类风湿关节炎患者使用多种药物时，应尽可能戒酒。在开始使用甲氨蝶呤治疗类风湿关节炎之前，医生会抽血检查评估最初即基线的血常规和肝肾功能，并在前几个月每月复查1次，然后可以延长至每2～3月复查1次。如果发现问题，可能需要减少甲氨蝶呤的用量或者换用其他药物。服用甲氨蝶呤的第二天使用叶酸10mg可以降低部分副作用。

 甲氨蝶呤造成肺部损伤的可能性较小，可如果类风湿关节炎的患者本身就存在疾病相关的肺部损伤，一般就不建议使用。因此在使用甲氨蝶呤前，医生往往会建议患者进行肺CT检查。如果使用甲氨蝶呤后患者出现新发的咳嗽和呼吸急促等肺部症状，应该先停用甲氨蝶呤，尽快复查肺CT等检查。

 妇女在服用甲氨蝶呤期间不应怀孕或哺乳。建议女性和男性均应在备孕前3～6个月停用甲氨蝶呤。

 一般食物并不会明显影响甲氨蝶呤的吸收。饭后使用甲氨蝶呤可能会减少胃部不适，也可以考虑同一天内分2～3次服用，建议把1次的口服剂量等分成2～3份，在24小时内每12小时用药1次。

 甲氨蝶呤联用其他叶酸消耗性药物如复方磺胺甲噁唑可能会增加毒性风险。甲氨蝶呤主要通过肾脏清除，其中大多数以原型药物随尿排出。因此对于肾脏功能受损的患者，需要减量或者停药，从较低的

初始剂量开始，缓慢地增加剂量，密切监测肾功能。

✓ 如果没有严重的副作用，而疗效较好的话，需要甲氨蝶呤治疗的类风湿关节炎患者通常应无限期治疗，因为这种方式普遍有效、安全，而且甲氨蝶呤完全停药后，通常会在3～6周内病情复发加重。医生往往会根据病情确定适合长期使用的剂量。

✗ 如果一旦出现甲氨蝶呤过量的任何表现，应立即停药，立即就诊，在医院进行全面的检查，严重的患者需要立即住院，静脉给予亚叶酸钙等治疗和其他对症支持治疗，直至恢复正常。

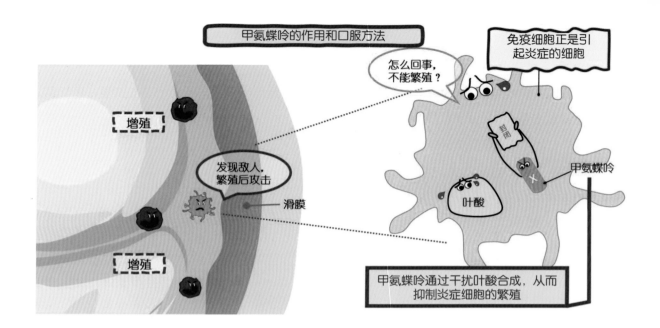

甲氨蝶呤作用示意图

 服用甲氨蝶呤会引起免疫力的低下，副作用是容易引起感染。

甲氨蝶呤的用法说明（以1周为例）

◆ 分2次服用

	周一	周二	周三	周四	周五	周六	周日
甲氨蝶呤	早 晚	不服药					
叶酸		叶酸					

◆ 分3次服用

	周一	周二	周三	周四	周五	周六	周日
甲氨蝶呤	早 晚	早	不服药				
叶酸			叶酸				

甲氨蝶呤作用示意图

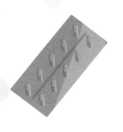

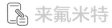 来氟米特

来氟米特（leflunomide，LEF），该药也是类风湿关节炎的常用药物。它主要抑制合成嘧啶的二氢乳清酸脱氢酶，从而抑制活化的淋巴细胞，进而抑制炎症，它可以在甲氨蝶呤效果不好或者不合适使用的时候，单独或者和甲氨蝶呤联合使用，它也可以和生物制剂一起使用。该药每天口服1次，一般每片10mg，每天用药10～20mg（1～2片），很多来氟米特的说明书上都建议每天晚上服药。

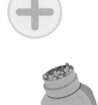

来氟米特很容易口服吸收。它的活性代谢产物叫作特立氟胺，血清半衰期大约15天，但会经历反复的肠肝循环，一直在人体内循环，它的血浆浓度可能长达2年都高于0.02mg/L。这就是它需要停药2年才能怀孕的原因。

> **该药孕妇禁用！！！停药2年后方可怀孕。**

使用来氟米特的患者可能会出现胃肠道不适，但这些症状很少会严重到需要停药，大部分患者往往在一开始治疗后出现，后期症状往往会逐渐好转。可能有10%左右的患者出现肝功能受损，尤其是联用甲氨蝶呤或NSAID时，或者本身就存在酗酒、脂肪肝或者病毒性肝炎的患者，一旦出现肝功能受损应尽快停药。有研究表明，由于来氟米特大量与蛋白结合，使用来氟米特的患者可能会出现胃肠道不适，所以血液透析难以清除来氟米特，因此肾功能不全时也应避免使用来氟米特。患者也可能出现血细胞减少，主要是白细胞减少，尤其是联用甲氨蝶呤时。来氟米特还可能增强华法林的抗凝作用，因此，使用华法林和来氟米特治疗的患者，应密切监测国际标准化比值（international normalized ratio，INR）。

考来烯胺

考来烯胺这个药物可以与胆盐结合而阻断肠肝循环，进而加速特立氟胺在体内的清除。考来烯胺的用法是口服，每天3次，一次8g，一共使用11天，可以连续口服，也可以间隔几天口服，总共服用11天就行。服用完后应进行连续2次的血液检测，确认血药浓度＜0.02mg/L，两次检测应该至少间隔14天。如果任意一次血清浓度＞0.02mg/L。则再次使用考来烯胺。如果无法完成血药浓度检测，则应在服用完后再经过6个月方可备孕，它的主要不良反应和甲氨蝶呤比较接近。有高血压、胃肠道反应、肝损伤、骨髓抑制及胎儿和新生儿毒性等不良反应。因此，在接受治疗前和治疗过程中需要测量血压，定期抽血检查血常规和肝肾功能。

柳氮磺吡啶

柳氮磺吡啶（sulfasalazine，SASP/SSZ）也可用于类风湿关节炎的治疗，它可通过胃肠道免疫系统发挥作用。使用甲氨蝶呤或者来氟米特疗效不好的时候，可以考虑联合使用柳氮磺吡啶。它通常每天口服2～3次，一片0.25g，一次0.75～1g（3～4片），通常先从低剂量开始，然后逐渐缓慢增加剂量以尽量减少副作用，最大剂量为每天2～3g，一般1～2个月起效。

柳氮磺吡啶在结肠中会被大肠细菌的偶氮还原酶分解为它的两个组分，即磺胺吡啶和5-氨基水杨酸。其中，磺胺吡啶是治疗类风湿关节炎的活性成分，被人体吸收；5-氨基水杨酸是治疗炎症性肠病的活性成分，通过大便排出，可以在排出的过程中治疗肠道病变。

❋ 服用柳氮磺吡啶的人的尿液、眼泪和汗液可能变成橙色，服用柳氮磺吡啶的时候多喝水很重要，应避免空腹服用。

❋ 柳氮磺吡啶的副作用包括过敏、骨髓抑制、肝肾功能异常、胃肠道不适等。对磺胺类药物过敏的人，可能与柳氮磺吡啶有交叉反应，因此不应服用。因此在接受治疗前和治疗过程中需要定期抽血检查血常规和肝肾功能。

❋ 葡萄糖-6-磷酸脱氢酶（glucose-6-phosphate dehydrogenase，G-6-PD）缺乏的人使用柳氮磺吡啶，可能出现溶血性贫血，因此不应使用。如果事先并不知道，一旦出现不适，应立即停药，并且以后不应再次使用该药。

❋ 柳氮磺吡啶可导致可逆性少精子症以及男性生育力下降，因此男性备孕阶段建议停药。一般认为女性妊娠期和哺乳期应用该药是安全的（详见第六节：类风湿关节炎患者的妊娠期管理，本书第190页）。

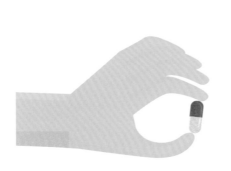
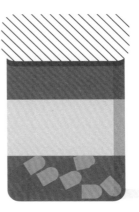

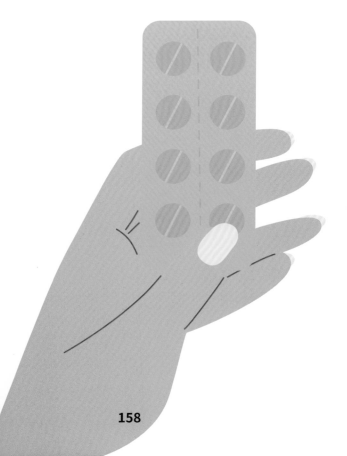

羟氯喹

羟氯喹（hydroxychloroquine，HCQ）是4-氨基喹啉衍生物，是抗疟药的一种，最初是为治疗疟疾而开发的，后来才发现它具有免疫调节及抗炎作用，可以治疗类风湿关节炎等多种风湿免疫疾病。使用甲氨蝶呤或者来氟米特疗效不好的时候，可以考虑联合使用羟氯喹。甲氨蝶呤或者来氟米特＋柳氮磺吡啶＋羟氯喹的三联用药是常用的方案。羟氯喹也是口服，一般使用的剂量为5mg/kg，即实际体重（kg）×5mg，常用的剂量是每天100～400mg。在刚开始治疗时，常常每天口服400mg，即每天2次，每次200mg，后续可以在医生的指导下考虑减量。起效时间2～3个月。

羟氯喹的副作用较小，主要毒性是有损伤眼睛视网膜的风险，因此在用药前及治疗期间需定期检查眼底及视野，以早期检测到这种毒性，一旦出现，尽快停药。现在往往建议使用比较敏感的方法筛查视网膜病变，即中央视野检查或光学相干断层成像（optical coherence tomography，OCT），在视力受损前发现视网膜毒性，主要关注黄斑区域，建议每年检查一次。"早期黄斑病变"（premaculopathy）改变包括黄斑水肿、色素沉着增多、颗粒度增加及中心凹反射丧失，这些早期病变可能在停药后改善。晚期的黄斑病变表现为黄斑色素脱失的中心斑片状区域，周围有色素沉着的同心环（"牛眼样"病变），这个阶段的症状通常不可逆，可能包括阅读时遗漏字符、畏光、远距离视物模糊、夜间视力降低、视野缺损和闪光感等。患者应注意任何视力改变，如发现有任何视力受损应立即停药，立即就诊。它在体内的组织分布非常广泛，可蓄积在肌肉、肝、脾、肾、肺、血液成分、肾上腺和垂体，以及含有黑色素的组织，因此皮肤有可能会变黑。羟氯喹也可以阻断紫外线的吸收，该作用可以避免系统性红斑狼疮的皮肤损害加重。

羟氯喹主要由肾脏排泄。因此，肾功能不全的患者应减小剂量。羟氯喹可能会导致心电图QTc间期延长，虽然这种风险较低，但患者仍应定期监测心电图。如果不遵医嘱，自行超大剂量使用，会明显增加这种风险。

羟氯喹的视网膜毒性与使用的剂量和时长有关。因此，长期使用时还是建议剂量≤5mg/kg，患有肾脏疾病和同时使用也有视网膜毒性的他莫昔芬的患者发生视网膜病变的风险也增加。

羟氯喹虽然属于治疗类风湿关节炎中比较安全的药物，但仍然可能出现胃肠道不适、过敏、皮肤改变等副作用。长期使用羟氯喹的患者可能出现色素沉着过度，通常发生于口腔黏膜、前臂、指甲、胫前和趾甲。肝肾功能损伤、肌肉病变是比较少见的副作用。

羟氯喹应避免用于有以下心脏病变的患者：先天性长QT综合征、QTc测量值持续＞500毫秒、心动过缓、室性心律失常病史、未纠正的低钾血症和/或低镁血症、近期心肌梗死或失代偿性心力衰竭。同时避免同时使用其他可能延长QT间期的药物。

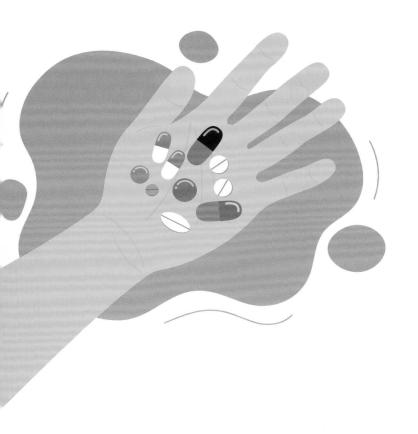

🗎 艾拉莫德

艾拉莫德（Iguratimod，IGU）是一种新型的改善病情抗风湿药物，是第一个由我国完全拥有自主知识产权的抗风湿新药，具有抗炎、抑制免疫球蛋白和细胞因子生成的作用，同时还有保护骨和软骨的作用。在最初研发时，它的分子结构与非甾体抗炎药尼美舒利接近，被认为可能是一种新型的非甾体抗炎药，但后续的研究发现，它的作用应归类于DMARDs。它可以在甲氨蝶呤、来氟米特等药物效果不好或者不适合使用的时候，单独或者和其他药物联合使用，它也可以和生物制剂一起使用。剂量一般为每次25mg（1片），每天1~2次。

常见的不良反应有消化道不适，严重时可导致消化道溃疡，还可能出现肝功能不全及血小板减少等。因此，在接受治疗前和治疗过程中需要定期抽血检查血常规和肝肾功能。

由于艾拉莫德的结构接近尼美舒利，它的副作用中也可能出现和非甾体抗炎药类似的消化道副作用，严重时也可以导致消化道溃疡。因此使用艾拉莫德的时候应该避免长期同时使用糖皮质激素和非甾体抗炎药，避免导致严重的消化道溃疡或者出血。

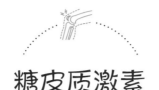

糖皮质激素

糖皮质激素（glucocorticoid，GC），简称激素，具有强大的抗炎作用，可以迅速缓解关节肿痛和关节炎症。现在虽然大家听到激素都有点"谈虎色变"，担心害怕其副作用。但实际上，在刚发现的时候，它是非常轰动的药物。现在只要正确地使用，它也是非常好的药物。

糖皮质激素也叫肾上腺糖皮质激素，是人体内肾上腺皮质中层束状带分泌的，它的分泌具有昼夜节律性，在早晨时最高，在凌晨时最低。在人遇到应激状态时，它的分泌可以突然增加到平时的10倍左右。1927年，科学家首次证实了肾上腺皮质激素的存在。1948年，医生们开始使用激素治疗类风湿关节炎，它

的疗效非常明显，受到了热烈的追捧，医生和患者都开始大量使用。1950年，诺贝尔生理学及医学奖获得者就是美国的亨奇、肯德尔和瑞士的赖希施泰因，因为他们三人发现了肾上腺皮质激素及其结构和生理效应。此后数十年的应用，暴露了它的多种副作用，人们对它的认识才变得完整。

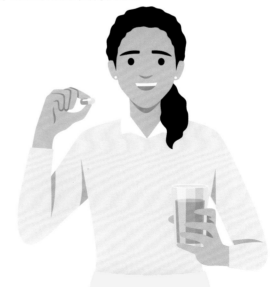

目前，激素在类风湿关节炎的治疗中起着桥梁作用，即在疾病早期使用小剂量的糖皮质激素快速控制炎症和关节肿痛，待改善病情抗风湿药物起效后，条件允许时尽量减量至停用。因此，激素治疗类风湿关节炎的原则是小剂量、短疗程。伴有关节外受累，如肺间质病变、继发血管炎或者神经系统和眼部受累的患者可能需用到中到大剂量的激素治疗。

激素的剂量一般需要换算，一般是换算为泼尼松的等效剂量，意思是将其他种类的激素的有效剂量转换为效果相同的泼尼松的剂量。例如，一片5mg的泼尼松，疗效和一片4mg的甲泼尼龙相同，可以互相替换；一片5mg的泼尼松，疗效和一片5mg的泼尼松龙相同，也可以互相替换。这三种药物都是常用的激素药物，疗效好，副作用较小。虽然，一片5mg的泼尼松，疗效和一片0.75mg的地塞米松相同，也可以互相替换，但是由于地塞米松是长效的激素，副作用更大，所以不建议口服使用。

一般来说，小剂量的激素指的是剂量＜10mg/d的泼尼松等效剂量；中等剂量的激素指的是10～30mg/d的泼尼松等效剂量；大剂量激素指的是剂量＞30mg/d的泼尼松等效剂量。

使用小剂量的激素会大大减少其副作用，但患者长期使用小剂量的激素治疗也可出现多种副作用，包括皮肤变薄、皮肤瘀斑、骨质疏松、消化道溃疡、高血压、糖尿病、感染、青光眼、白内障和下丘脑-垂体-肾上腺皮质轴反应受损。由于激素的副作用较多，在决定是否开始使用糖皮质激素治疗时，应考虑患者有无可导致严重副作用的合并症。应告知患者使用糖皮质激素治疗的利弊，以及长期使用后突然停药的危害。医生会根据病情选择最低的剂量和最短的疗程，以降低副作用和各种风险。对于部分患者，可能由于病情需要，需要长期接受激素治疗，则建议最好使用剂量≤5mg/d。使用激素的患者应积极补充钙及维生素D，以预防骨质疏松。

严重的关节炎还可以通过关节腔注射激素，快速缓解关节肿痛，但频繁的关节腔穿刺会增加关节感染风险，1年内不宜超过4次，一般至少间隔3个月才可以进行1次。

使用激素时最好在早晨给药，以尽量减少对正常激素昼夜分泌规律的干扰。一般建议早起饭后服用，尽量在八点前服用。当患者病情改善后，应将糖皮质激素缓慢减量，最好可以完全停用。

因此，在接受治疗前和治疗过程中，除了需要定期抽血检查血常规和肝肾功能以外，还应监测血糖、血脂、血钙、25-OH-维生素D，年龄超过50岁的患者还应该监测骨密度。开始激素治疗后，患者要留心感受自己是否出现烦渴、水肿、呼吸急促、视觉变化、体重增加和血压变化等不适。

用药时间小于2～3周的副作用往往较小，可能会出现胃肠道不适、食欲增加和睡眠障碍。激素除了可以导致食欲增加外，还可以促进营养的吸收，因此患者往往容易发胖，此时应适当控制食量，避免体重快速增加。使用激素后的睡眠障碍往往与神经兴奋作用相关。短期使用激素导致的血糖升高可能会在停药后恢复正常，但是仍然需要监测血糖，评估是否会发生糖尿病。

坚持的锻炼、补钙、补充维生素D、使用双膦酸盐类药物，可以改善糖皮质激素诱导的骨质疏松。

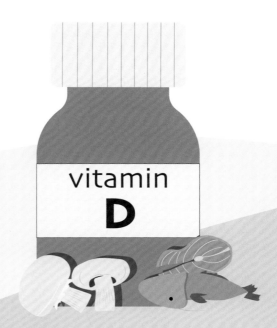

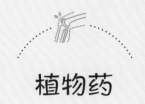

植物药

雷公藤多苷

雷公藤多苷是提取自雷公藤的一种中成药。雷公藤，也叫断肠草，是卫矛科雷公藤属植物，和它同属的植物还有昆明山海棠。从中医来讲，它的作用是祛风解毒、除湿消肿、舒筋通络。从西医来讲，它有抗炎及抑制细胞免疫和体液免疫等作用。可以用于风湿热瘀、毒邪阻滞所致的类风湿关节炎等疾病。它可以在甲氨蝶呤、来氟米特等药物效果不好或者不合适使用的时候，单独或者和其他药物联合使用，它也可以和生物制剂一起使用。剂量为每次10～20mg（1～2片），每天2～3次。

常见的不良反应有消化道不适、骨髓抑制、肝肾功能损伤和月经量减少甚至绝经等。因此在接受治疗前和治疗过程中需要定期抽血检查血常规和肝肾功能。

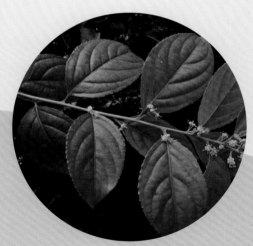

雷公藤

> **儿童、育龄期有孕育要求者、孕妇和哺乳期妇女禁用！！！**

白芍总苷

白芍总苷，来源于毛茛科植物芍药的干燥根。有效成分含有芍药苷、羟基芍药苷、芍药花苷、丹皮酚等，其中芍药苷的含量占总苷的90%以上。白芍是常用的传统中药，从中医来讲，它具有养血、柔肝、敛阴、收汗、缓急止痛等功效。据《神农本草经》记载，白芍"主邪气腹痛、除血痹、破坚积寒热、止痛、利小便、益气"，也是治疗急性肝炎、慢性肝炎、肝硬化的方剂中的重要组方。从西医来讲，它具有抗炎、镇痛、免疫调节和保肝等作用。它主要是和甲氨蝶呤、来氟米特等药物联合使用。剂量一般为每次0.6g（2粒），每天2～3次，对血常规和肝肾功能的影响很小。

最常见的副作用是胃肠道反应，表现为大便变软或变稀、次数增多以及轻微腹痛，往往通过减量可以改善，部分患者无须处理也可自行缓解。

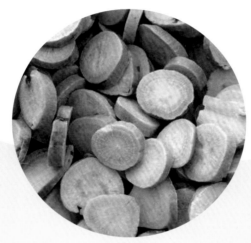
白芍片

3

类风湿关节炎的
生物制剂治疗

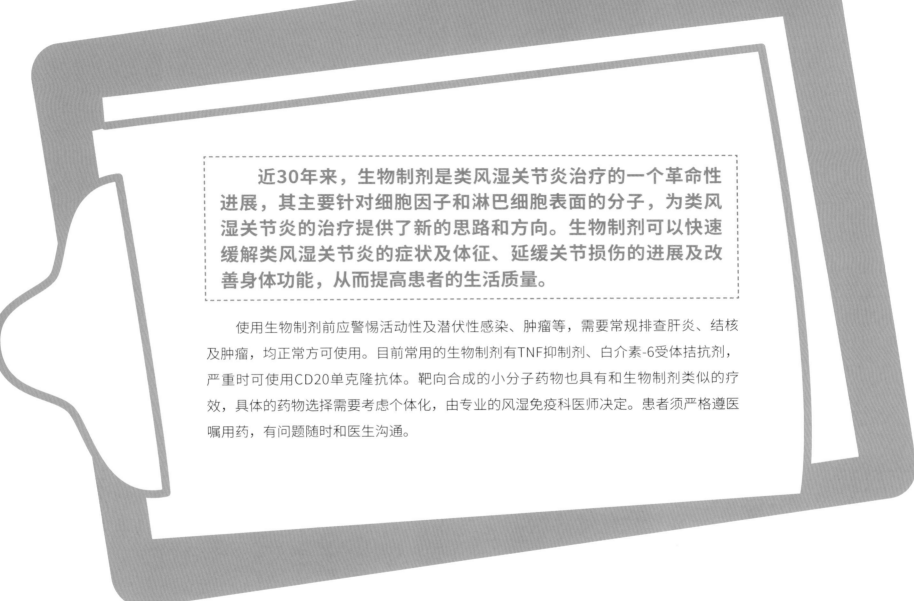

近30年来，生物制剂是类风湿关节炎治疗的一个革命性进展，其主要针对细胞因子和淋巴细胞表面的分子，为类风湿关节炎的治疗提供了新的思路和方向。生物制剂可以快速缓解类风湿关节炎的症状及体征、延缓关节损伤的进展及改善身体功能，从而提高患者的生活质量。

使用生物制剂前应警惕活动性及潜伏性感染、肿瘤等，需要常规排查肝炎、结核及肿瘤，均正常方可使用。目前常用的生物制剂有TNF抑制剂、白介素-6受体拮抗剂，严重时可使用CD20单克隆抗体。靶向合成的小分子药物也具有和生物制剂类似的疗效，具体的药物选择需要考虑个体化，由专业的风湿免疫科医师决定。患者须严格遵医嘱用药，有问题随时和医生沟通。

21世纪是生物制剂的时代，目前在肿瘤、血液、风湿免疫、肾脏等多个疾病的治疗领域都有了重大突破。目前在风湿免疫疾病中，类风湿关节炎是使用生物制剂治疗时间最长、经验最丰富的疾病。生物制剂与常见的改善病情抗风湿药物是从不同途径来治疗类风湿关节炎的。研究发现，类风湿关节炎的发病和肿瘤坏死因子-α、白细胞介素-6这些细胞因子关系密切。我们将这些因子称为"致病因子"。传统的药物，如甲氨蝶呤、来氟米特等均是通过抑制这些致病因子的生成者，即淋巴细胞来达到抑制这些因子的目的。而生物制剂具有靶向性，可实现对致病因子的"精准打击"。因此往往起效快，效率高。生物制剂一般和甲氨蝶呤等药物联合使用，阻断类风湿关节炎的进展。目前用于类风湿关节炎的生物制剂包括肿瘤坏死因子-α抑制剂、白介素-1受体拮抗剂、白介素-6抑制剂、B细胞清除剂、T细胞抑制剂。但是，生物制剂仍然不能根治类风湿关节炎，治疗目标仍然是使疾病处于低活动度，减少体内炎症因子对骨质的侵蚀和破坏，延缓疾病进一步发展。

在具体治疗中，须由专业的风湿免疫科医生针对患者的病情、免疫状态、合并的疾病、经济状况和医保政策等多种情况制订个体化的治疗方案。各类药物均有其优缺点，须针对病情进行选择。

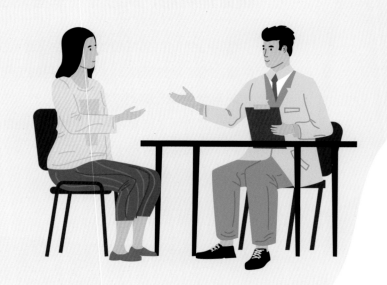

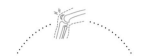

肿瘤坏死因子－α 抑制剂

目前市面上最常见的肿瘤坏死因子-α（TNF-α）抑制剂，按照其药物结构类型分为两类，融合蛋白类和单克隆抗体类。除了需要评估是否存在严重感染、活动性或潜伏性结核、活动性乙肝、肿瘤以外，还应警惕狼疮样综合征、心力衰竭等情况，一旦出现上述情况，须及时停药，并尽快至风湿免疫科专科就诊，调整药物。

依那西普

融合蛋白类，有最早的依那西普（商品名：恩利），也有注射用重组人 II 型肿瘤坏死因子受体抗体融合蛋白（商品名：益赛普、强克和安佰诺）。依那西普是可溶性的p75 TNF受体抗体融合蛋白，由2个p75 TNF受体与IgG的Fc段结合而成。因此，该药物为二价，即1个依那西普分子会结合2个TNF分子。

使用方法一般为每周50mg皮下注射，可以1次完成注射，一般双侧上臂各皮下注射1针；也可以分成2次，间隔3～4天注射，每次注射1针。

英夫利西单抗

单克隆抗体类，主要是针对肿瘤坏死因子-α的抗体，目前临床上常用的有英夫利西单抗、阿达木单抗、戈利木单抗和培塞利珠单抗，目前应用最广泛的是阿达木单抗（商品名：修美乐等）和英夫利西单抗（商品名：类克等）。

英夫利西单抗是TNF的嵌合型单抗。"嵌合型"是指药物兼有人源和鼠源成分。在英夫利西单抗分子中，抗原结合部分的κ链可变区和重链可变区为鼠源成分，而Fc恒定区为人源成分。

英夫利西单抗通过静脉输注给药，按照疗程使用，一般使用剂量是3mg/kg，在第0、第2和第6周静脉给药，之后每8周静脉给药，病情严重时也可间隔4周。

阿达木单抗

阿达木单抗是TNF-α的重组全人源单抗。因此，它诱导抗药抗体的风险低于英夫利西单抗，但也无法完全避免。它曾经是全球销量最高的药物，因为它除了可以治疗类风湿关节炎以外，还可以治疗斑片型银屑病、克罗恩病、溃疡性结肠炎、银屑病关节炎、化脓性汗腺炎、强直性脊柱炎、多关节型幼年型特发性关节炎，以及非感染性的中间葡萄膜炎、后葡萄膜炎和全葡萄膜炎。

使用方法一般为每次40mg，皮下注射，每2周给药1次。

戈利木单抗

戈利木单抗也是TNF-α的重组全人源单抗，可以结合人体具有生物活性的可溶性和膜结合型TNF-α。

它的使用方法一般为每月1次，每次50mg，皮下注射。

培塞利珠单抗

培塞利珠单抗是通过化学方法将人源化抗TNF-α抗体的Fab段与PEG结合。该药能结合人体具有生物活性的可溶性和膜结合型TNF-α。它是首个可以用于妊娠期和哺乳期类风湿关节炎患者的抗TNF药物。

它的使用方法一般为最开始3次，即第0、第2和第4周，皮下注射1次，每次400mg，随后每2周皮下注射1次，每次200mg。对于维持剂量，可以使用每4周皮下注射1次，每次200～400mg。

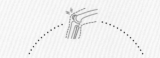

白介素-6 抑制剂

目前应用于临床治疗的白介素-6抑制剂是托珠单抗（商品名：雅美罗等）。IL-6同时具有促炎症和抗炎症的作用，它可以激活T细胞、B细胞、巨噬细胞和破骨细胞。IL-6和TNF-α、IL-1一起，可促进血管内皮生长因子和金属蛋白酶的生成。托珠单抗是人源化的抗人IL-6受体（IL-6 receptor，IL-6R）的IgG1亚型抗体。该药将小鼠抗人IL-6受体单抗的互补决定区嫁接到人的IgG1上，可以结合膜结合型和可溶性的人IL-6受体，从而干扰IL-6的作用。

托珠单抗可有效改善患者的炎症和骨质侵蚀，为类风湿关节炎的治疗提供了新的选择。托珠单抗的静脉滴注剂量为每千克体重8mg，每月静脉滴注1次。新的皮下注射剂型的使用方法是皮下注射162mg，每2周1次。

它除了可以治疗类风湿关节炎等风湿性疾病以外，也可用于嵌合抗原受体T细胞（chimeric antigen receptor T cell，CAR-T）治疗相关的细胞因子释放综合征患者。

国外上市的另一种人源化单抗sarilumab，是IgG1亚类的全人源重组单抗。

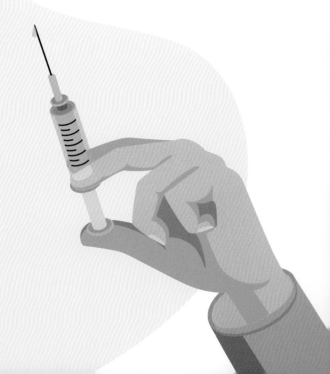

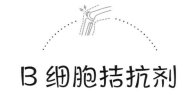

B 细胞拮抗剂

目前常用的B细胞拮抗剂是利妥昔单抗（商品名：美罗华等），这是一种针对B淋巴细胞表面CD20分子的单克隆抗体，通过清除B细胞来减轻炎症反应。B细胞的核心作用是产生抗体，还能将抗原呈递给T细胞、激活T细胞和促进促炎症细胞因子的产生，包括IL-1、IL-6、TNF-α等，最初用于治疗淋巴瘤及其他风湿病，后来用于治疗类风湿关节炎也有很好的疗效。

对于类风湿关节炎患者，每个疗程通常包含利妥昔单抗1次1000mg，静脉给药，间隔2周，共2次。在利妥昔单抗首个疗程后6个月，若病情仍为活动性，可以再次使用1个疗程。

使用前除了检查感染、肝炎、结核、肿瘤等指标，还应检测血清IgG、IgM和IgA等免疫球蛋白水平。静脉输注时往往有轻到中度的输液反应，使用前往往需要使用甲泼尼龙等激素药物预处理，以减少输液反应。使用期间须严密监测生命体征，根据病情进行调整输液滴速。

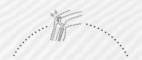

白介素-1受体拮抗剂

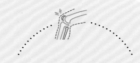

T细胞抑制剂

与其他生物制剂（如TNF抑制剂）相比，IL-1抑制剂对类风湿关节炎作用相对较弱。IL-1抑制剂也可以治疗难治性急性痛风性关节炎和假性痛风患者。目前国内都还没有上市。

阿那白滞素是重组人IL-1受体拮抗剂。卡那单抗是一种抗IL-1β的单抗，半衰期比阿那白滞素长。

T细胞抑制剂是通过抑制T淋巴细胞活化，从而减少活化的T淋巴细胞分泌炎症因子，如TNF-α、IL-1、IL-6等，从而减轻关节炎症及关节破坏，目前广泛应用的T细胞抑制剂是阿巴西普。阿巴西普主要通过抑制T淋巴细胞活化的第二信号发挥作用，大多数情况下与甲氨蝶呤或来氟米特等药物联用，起效比TNF抑制剂稍慢，但多数患者对其耐受性较好。

阿巴西普是靶向T细胞共刺激关键通路的生物制剂，CD28和细胞毒性T淋巴细胞相关蛋白4（CTLA-4，即CD152）在调节T细胞活化和功能中发挥重要作用；它们主要表达于T细胞，其配体CD80和CD86表达于抗原提呈细胞，所以可以调控这两类细胞之间的对话。结合CTLA-4会激活效应T细胞，但不抑制调节性T细胞的活性。

阿巴西普是可溶性融合蛋白，由CTLA-4和IgG的Fc段组成（CTLA4-Ig）。一般用法是在每次125mg，每周1次，皮下注射。

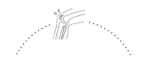

靶向合成 DMARDs

Janus激酶（JAK）是一种蛋白酪氨酸激酶，它与多种不同的细胞因子的跨细胞膜受体的细胞内结构域结合。当受体与其各自的细胞外配体结合时，JAK被激活并磷酸化受体和STAT蛋白，后者进入细胞核，在那里它们与转录调控位点结合，并介导免疫反应。

JAK抑制剂（JAKi）是一种小分子的口服药物，被归类为靶向合成改善病情抗风湿药物（tsDMARDs），在治疗类风湿关节炎方面与生物制剂具有大致相似的疗效和风险。

除了常规的副作用以外，它可能导致静脉血栓、带状疱疹、恶性肿瘤和心血管事件的风险增加。目前的JAK抑制剂，包括托法替布、巴瑞替尼和乌帕替尼。

因此使用药物前，除了常规筛查血常规、肝肾功、感染、肝炎、结核、肿瘤，还应评估心血管事件风险。胃肠道本身有基础疾病的患者也可能出现胃肠道不适和穿孔。

托法替布主要抑制JAK1和JAK3，属于全JAK抑制剂。托法替布有速释片剂和缓释片剂。一般平片用法是每次1片（5mg），每天2次。缓释片是每次1片（11mg），每天1次。

巴瑞替尼主要抑制JAK1和JAK2。除了免疫调节作用外，巴瑞替尼在新型冠状病毒感染者中，可能干扰病毒的入侵，具有潜在的抗病毒作用，并且已被批准用于新型冠状病毒感染的治疗。一般用法是，每次1～2片（2～4mg），每天1次。

乌帕替尼是JAK1的选择性抑制剂，对自然杀伤细胞耗竭的影响更小。它是24小时缓释制剂，一般用法是，每次1片（15mg），每天1次。

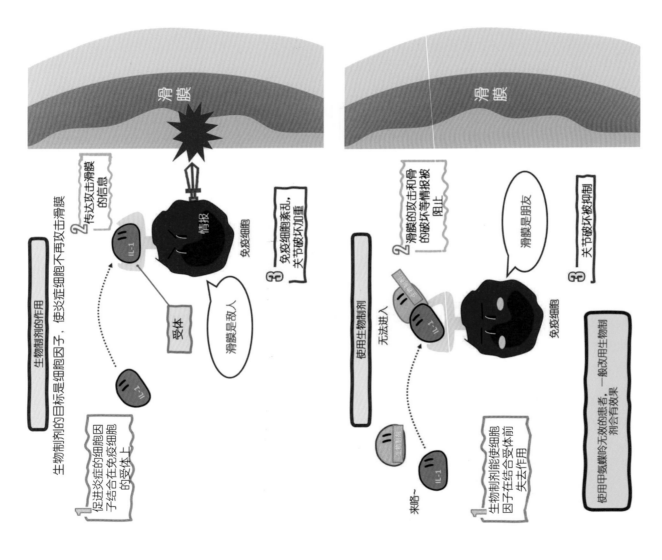

生物制剂作用示意图

176

4

类风湿关节炎伴发
疾病的治疗

前面已经提到过，类风湿关节炎患者除了关节表现，也可能出现全身多系统受累，这些不同的伴发疾病，使用药物的选择也不同。

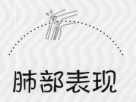

肺部表现

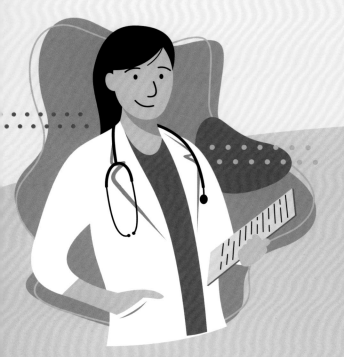

有10%～20%的类风湿关节炎患者会出现肺间质病变，肺间质病变可能与抽烟相关，可能与病情活动相关，也可能与甲氨蝶呤相关。患者可能出现干咳、胸闷、胸痛、气短、体力下降等不适，需通过高分辨CT检查早期诊断。因此，类风湿关节炎患者应定期到风湿免疫科门诊随访，评估全身情况及肺部症状。

一旦确诊，具体的治疗方案需根据专业风湿科医生和呼吸科医生评估病情后制订。病情早期，医生可能会使用糖皮质激素及免疫抑制剂控制病情，也可能使用改善肺纤维化的药物，如吡非尼酮等，以避免肺间质病变加重为肺间质纤维化。治疗过程中，还应当戒烟，避免着凉、感冒等因素，避免增加肺部感染的风险。

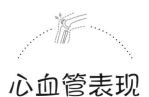

心血管表现

　　类风湿关节炎患者冠心病的风险较普通人群明显升高，可能与全身性的炎症状态和使用多种治疗药物如糖皮质激素和非甾体抗炎药均相关。

　　在类风湿关节炎患者就诊时，就应该评估患者是否存在心血管疾病，是否存在吸烟、肥胖、高血压、高血脂、糖尿病、早发冠心病家族史等冠心病的危险因素。

　　在病情允许的情况下，在尽可能短的时间内使用糖皮质激素和非甾体抗炎药，尽早控制病情。同时须与心内科医生加强协作，共同制订高血压、高血脂等伴发疾病的治疗方案，减少冠心病风险。

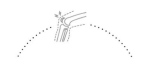

血液系统表现

　　类风湿关节炎常见的血液系统表现有贫血、白细胞减少、血小板升高等，可能与病情活动有关，也可能与药物有关。

　　大部分类风湿关节炎患者的贫血为慢性病贫血，可能为缺铁性贫血，也可能为叶酸或维生素B_{12}缺乏导致的贫血，还可能为慢性消化道出血导致的贫血。对于治疗后疗效不佳的贫血，首先应完善各项检查以评估贫血的原因，严重时还应该完善胃肠镜和骨髓穿刺检查，进一步明确病因。大部分患者不需要输血，如果贫血严重，往往在血红蛋白<60g/L时，或者出现急性消化道出血时，可能需要输血。一般通过积极补充缺失的造血原料，积极控制类风湿关节炎疾病活动，往往可以改善贫血至正常水平，具体方案需要评估病情后，由专业风湿免疫科医生和血液科医生共同制订。

类风湿关节炎患者出现白细胞减少，往往与使用改善病情抗风湿药物有关，此时，需要警惕感染的风险，尤其是中性粒细胞和淋巴细胞明显减少的患者。如果有患者短期大剂量使用甲氨蝶呤等药物，可能会出现严重的骨髓抑制，导致严重的白细胞减少，免疫功能明显下降，严重感染的风险大大增加，甚至可能危及生命。一旦考虑白细胞减少是由药物引起的，需尽快停用相关药物，使用口服升白细胞药物，严重时可以使用升白针、免疫球蛋白等药物。

血液系统并发症情况复杂，需要在评估病情后，由风湿免疫科医生及血液科医生协作治疗，患者需要严格遵循医嘱服药，不明白时详细询问医生，避免理解错误、误服药物造成严重后果。

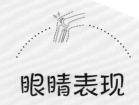

眼睛表现

类风湿关节炎常见的眼部病变是干眼症，患者往往感觉眼部干燥、有异物感，这时需要及时就诊，评估是否合并干燥综合征，是否需要调整治疗方案，并且需要注意用眼卫生，避免长时间使用手机或者电脑，可以使用玻璃酸钠滴眼液等人工泪液。

少数情况下，类风湿关节炎患者会出现巩膜炎、角膜炎等情况，这时若出现视力迅速下降，应尽快就诊，在眼科医生的协助下诊疗。严重时需要在医生的指导下使用糖皮质激素联合免疫抑制剂等治疗。如果及时就诊，尽可能快速控制病情，通常不需要手术治疗。但如果出现严重的巩膜变薄，甚至出现可能导致眼球穿孔的坏死性巩膜炎时，可能需要紧急手术治疗。

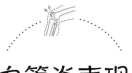

血管炎表现

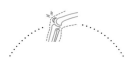

骨质疏松

类风湿关节炎患者出现血管炎时，最常累及皮肤，典型表现为下肢的深的皮肤溃疡，通常位于踝关节内侧或外侧，往往需要行皮肤活检协助明确诊断。也可能出现神经系统受累，常常表现为单侧或双侧肢体麻木，可能需要肌电图检查和组织活检协助明确诊断。出现血管炎往往提示病程较长，病情较为严重，往往需要经过医生的评估之后使用糖皮质激素和免疫抑制剂治疗。对症治疗也非常重要，如腿部溃疡应在有经验的医护人员的指导下加强换药协助治疗。

类风湿关节炎患者的全身性的骨质疏松和骨量减少的情况都比普通人群高一些，达到30%～40%。这可能与全身的炎症反应有关，也可能与患者因为疼痛减少了活动有关，如果长期使用糖皮质激素，也会加重骨量流失。骨质疏松的严重后果是容易发生脆性骨折，严重影响患者的生活质量。因此，预防及治疗骨质疏松贯穿于整个类风湿关节炎的治疗过程，患者应在病情允许的情况下保持一定的运动量，同时积极戒烟、戒酒、防止跌倒。适当的舒缓的运动，包括散步、慢跑、太极、瑜伽、跳舞、跳操和打乒乓球等，以及增强肌肉功能的运动，包括重量训练和其他抵抗性运动都有助于防治骨质疏松。需要注意的是，运动之前应充分评估身体状况，循序渐进，选择适当的强度及运动时长，每天半小时即可，一般不建议超过1小时。

使用改善病情抗风湿药物控制类风湿关节炎病情活动是预防骨质疏松的第一步。骨质疏松治疗的基础都是补充充足的钙及维生素D。

常用的钙片为碳酸钙，常用的药物有碳酸钙D_3片、维D钙咀嚼片、碳酸钙胶囊等。常用的碳酸钙D_3片为钙尔奇D，是碳酸钙和维生素D的复合制剂，便宜且疗效好。维D钙咀嚼片为迪巧，也是碳酸钙和维生素D的复合制剂，是咀嚼片，而且添加了山梨糖醇，更不容易导致便秘。碳酸钙胶囊是粉剂，碳酸钙的含量稍低一些，但粉剂更易吸收，也可以添加至饭中或牛奶中同服。

对于存在维生素D缺乏危险因素的人群，可以监测血清活性维生素D（25-OH-D）和甲状旁腺激素水平以指导维生素D的补充量。一般建议血清25-OH-D水平保持在20ng/mL（50nmol/L）以上，30ng/mL以上更好，不建议超过150ng/mL。维生素D缺乏或者不足时，可以每日口服维生素$D_3$1000～2000IU。维生素D_3进入体内，需要经过肝肾代谢以后，才能变成活性维生素D，发挥作用。目前常用的活性维生素D制剂，有阿法骨化醇（1α-羟维生素D）、骨化三醇（1，25-双羟维生素D）及艾地骨化醇。这些药物更易吸收，疗效更好。

一旦出现骨质疏松，需要强化治疗，即加用抗骨质疏松药物，包括骨吸收抑制剂、骨形成促进剂、双重作用药物、其他机制的药物及中成药等。

VITAMIN
D_3

目前常用的骨吸收抑制剂有双膦酸盐类、降钙素类、RANKL抑制剂等。

双膦酸盐类的口服药物有利塞膦酸钠、阿仑膦酸钠等，需晨起空腹服用，使用大约300mL温开水服药，服药后30分钟内保持坐位或站位，上身始终直立，避免进食，才能保护胃肠道，使药物发挥更好的疗效，避免损伤胃肠道黏膜。静脉使用的双膦酸盐类药物，如唑来膦酸，每年使用1次即可，更为方便。静脉使用的伊班膦酸则为每3个月使用1次。使用双膦酸盐类药物之前往往需要监测血常规、肝肾功、血钙等指标，并注意患者的口腔卫生情况，避免在进行拔牙、根管治疗等口腔治疗期间静脉使用，常见的副作用是胃肠道不适，大部分患者第一次使用静脉滴注双膦酸盐的时候可能出现一过性发热、肌肉酸痛等一过性"流感样"症状，少部分患者可能出现肾功能损伤，极少数患者可能出现下颌骨坏死。

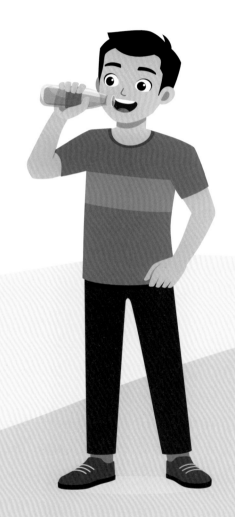

降钙素类药物的突出特点是能明显缓解骨痛，对骨质疏松及其骨折引起的骨痛效果比较明显，目前有鲑降钙素针和鼻喷制剂等，后者使用起来更加方便，副作用更少，镇痛效果也很好，可能的副作用是少数患者注射药物后可能出现面部潮红、恶心等不良反应。

RANKL抑制剂地舒单抗是近年来出现的特异性RANKL的完全人源化单克隆抗体，可以抑制破骨细胞的活性进而抑制骨吸收。它具有良好的疗效，一般每6个月使用1次，皮下注射，每次60mg。但是它是相对短效的药物，一般开始使用后建议长期使用，或者停用后改用双膦酸盐类药物等，避免出现骨质疏松的反弹和加重。可能的副作用是有可能增加感染的风险，应在使用前后注意避免感染。

目前，应用较多的骨形成促进剂为甲状旁腺激素类似物特立帕肽，它可以促进骨生成，使用方法为每次皮下注射20μg，每日1次。常见的不良反应是恶心、头晕、过敏等。曾有研究认为该药物可能会导致骨肉瘤，但后续研究发现并无确切相关，美国药监局已于2020年11月取消了该药物导致骨肉瘤的黑框警告及24个月的疗程限制。但我国出于安全起见，目前特立帕肽疗程仍限制在24个月内，停药后建议继续序贯使用骨吸收抑制剂治疗以维持或增加骨密度，持续降低骨折的发生风险。一般认为，先使用骨形成促进剂，随后使用骨吸收抑制剂治疗效果更好。

硬骨抑素单克隆抗体（罗莫佐单抗）是具有促进骨形成和抑制骨吸收双重作用的药物，已经在其他国家上市使用，国内正在进行III期药物临床试验。

对于抗骨质疏松的药物治疗，所有治疗应当坚持1年以上，一般3～5年，所有药物均须在医生指导下使用，还要定期监测血钙、血磷等骨代谢的相关指标，争取达到提高生活质量的目的。

5 类风湿关节炎患者的围手术期管理

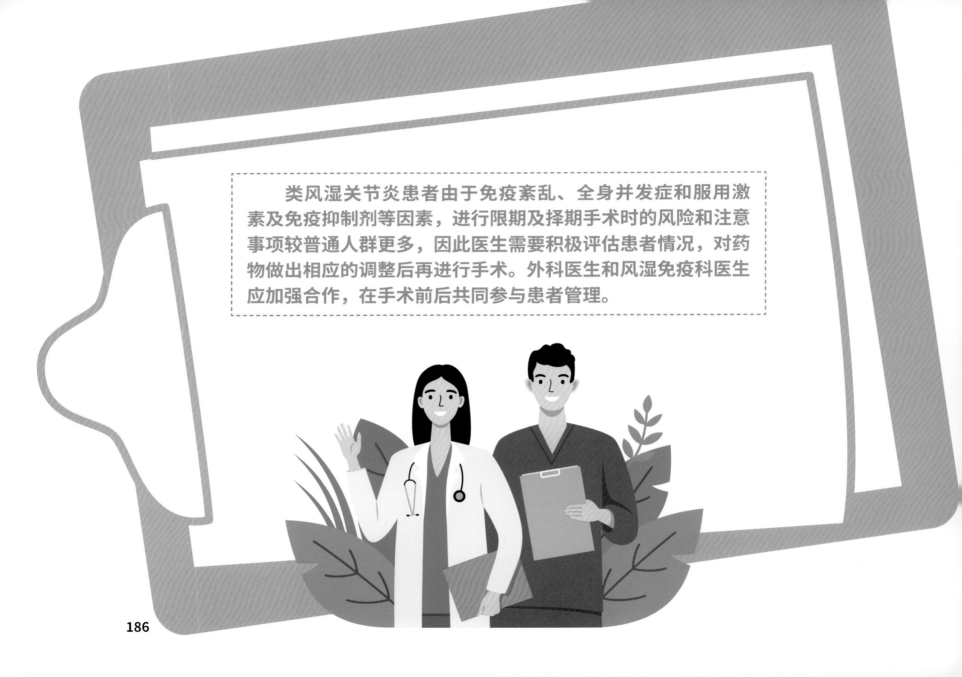

　　类风湿关节炎患者由于免疫紊乱、全身并发症和服用激素及免疫抑制剂等因素，进行限期及择期手术时的风险和注意事项较普通人群更多，因此医生需要积极评估患者情况，对药物做出相应的调整后再进行手术。外科医生和风湿免疫科医生应加强合作，在手术前后共同参与患者管理。

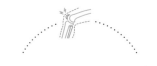

手术相关评估

由相关科室的外科医生对患者的手术进行手术指征和手术风险的评估。如果需要多次手术,如置换多个关节,则需要仔细考虑,选择合适的时机,以实现最佳的康复。手术风险的评估和处理主要包括对并发症的预防,如出血及血栓形成、感染、伤口难以愈合等风险,尤其是感染风险。少部分合并颈椎受累的类风湿关节炎患者,还可能由于环杓关节病变、寰枢关节半脱位和神经损伤导致风险增加,因此在术前麻醉评估及术中气管插管过程中须特别注意。类风湿关节炎患者的全面管理往往还包括心血管事件风险和静脉血栓栓塞事件风险的评估和处理。

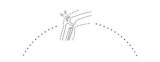

类风湿关节炎相关评估

首先,医生需要对类风湿关节炎疾病活动程度进行评估,所有患者术前均需要与医生详细沟通病史并接受体格检查。医生需要根据患者的具体情况和手术计划来安排术前实验室检查和影像学检查,以便于全面评估。

在择期手术前,应由风湿免疫科医生评估患者的疾病活动程度,并对各脏器功能及损伤进行评估,对是否合并心血管疾病、肺部疾病、血液系统疾病等,进行风险评估。患者最好能在病情得到良好控制时接受手术。

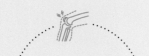

围手术期药物调整

糖皮质激素

长期大剂量使用糖皮质激素会导致伤口愈合困难、感染、消化道出血或溃疡、骨折、皮肤和浅表血管脆性增加的风险增加。

长期大剂量使用糖皮质激素的患者和库欣综合征的患者，应在手术前进行肾上腺皮质功能的评估，警惕肾上腺皮质功能不全，即围手术期出现血流动力学不稳定，必要时需要围手术期给予糖皮质激素静脉治疗。肾上腺皮质功能不全的患者往往需要静脉使用氢化可的松或甲泼尼龙，具体剂量根据手术大小、激素使用剂量及时间、合并症等因素来评估。

改善病情抗风湿药物

虽然改善病情抗风湿药物理论上可能会通过影响免疫系统而增加感染风险，但术前停用可能会导致类风湿关节炎疾病活动，从而对康复产生不利的影响。现有的研究也发现，围手术期继续使用改善病情抗风湿药物治疗是安全的，能降低疾病复发风险，并没有增加感染发生率或影响创伤愈合。一般情况下，风湿科医生会建议在围手术期继续使用当前剂量的甲氨蝶呤、来氟米特、羟氯喹和柳氮磺吡啶。

生物制剂

　　一般情况下，围手术期建议停用生物制剂，生物制剂停用的时间根据手术的类型、伴发感染的风险和药物的半衰期决定，一般会将择期手术安排在该生物制剂给药周期结束时。例如，每周使用依那西普的患者应将手术时间安排在停药后的第2周。每2周使用1次阿达木单抗的患者应在停药后的第3周计划手术。

　　使用JAK抑制剂，如托法替布、巴瑞替尼和乌帕替尼的患者，一般应当在手术前停用JAK抑制剂至少3日。安全起见，也可以停用7日，尤其是有感染史或将要接受人工关节置换术的患者。

　　生物制剂在手术创口完全愈合之前不应重新使用，创口完全愈合通常需要至少2周。

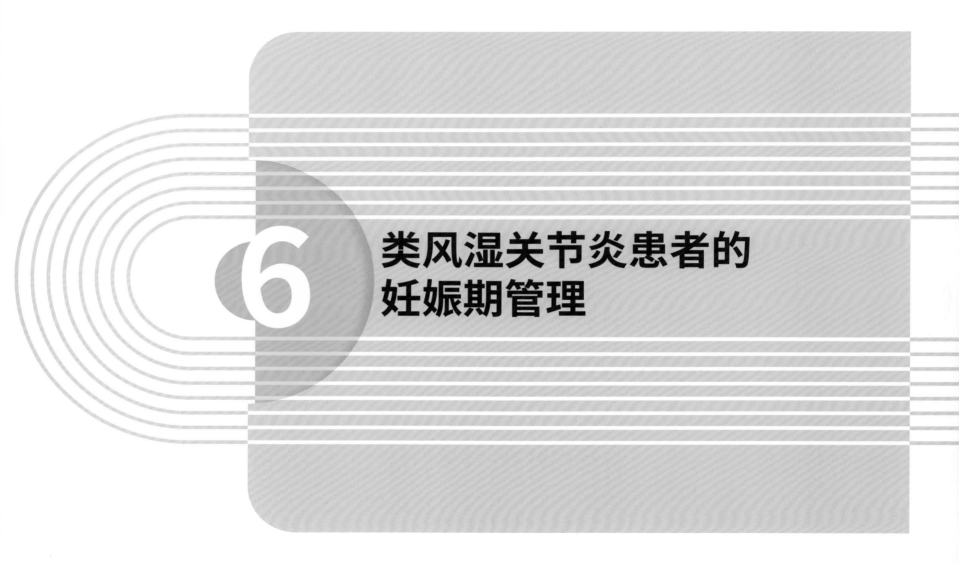

6 类风湿关节炎患者的妊娠期管理

妊娠可以影响免疫系统，同时风湿免疫疾病与妊娠也存在相互作用。有些正常的妊娠变化可类似风湿免疫疾病，正常妊娠也可能会加重风湿免疫疾病，风湿免疫疾病也可能会影响胎儿的生长发育。

对于类风湿关节炎患者来说，妊娠可能改善部分类风湿关节炎患者病情，但产后6周至6个月病情可能会再度恶化，需要在各个时期进行密切的监测及评估。对于计划妊娠或已经妊娠的类风湿关节炎患者，建议进行妇产科及风湿免疫科的多学科协作诊治，选择最佳受孕时机及最合适的治疗方案，在改善病情的同时尽量减少对胎儿的潜在影响。一般情况下，类风湿关节炎患者可以像普通人群一样选择适合自己的避孕方法。孕前疾病控制良好可能有助于顺利怀孕。

类风湿关节炎的男性患者的生育力降低往往与药物有关，比如，柳氮磺吡啶可能会引起可逆性少精症，并造成精子活力降低和异常精子比例增加。因此建议备孕期间停药，一般停药3个月后，精子产生即可恢复，在妻子怀孕以后可以继续使用。环磷酰胺是对男性生育力最有害的改善病情抗风湿药物，有可能导致不可逆或长期少精子症或无精子症，从而损害生育，这种影响与剂量有关，环磷酰胺累积剂量为6～10g时更有可能受到影响。其他抗风湿药物基本不会影响精子生成。

50%～70%的类风湿关节炎患者在妊娠期病情可能有所改善，疾病活动度的降低通常在孕早期即开始，并持续整个妊娠期。虽然病情可能改善，但大约一半的患者在整个妊娠期仍有疾病的中度活动。自身抗体阴性的患者在妊娠期更有可能达到病情缓解，但50%以上的患者在分娩后6周至6个月会出现病情复发。患者怀孕时也可能出现疲乏、关节疼痛，尤其是腰部疼痛，可能出现手脚或踝部肿胀，或者手部麻木（妊娠期腕管综合征）、轻度气促等，需要及时就诊，评估是妊娠的表现还是类风湿关节炎病情活动。

病情控制良好的类风湿关节炎孕妇与一般人群的妊娠风险较为接近，但出现高血压疾病、胎儿宫内生长受限、早产和剖宫产的风险会稍高，病情活动的孕妇可能存在更多的并发症。因此，孕前咨询、多学科协作治疗，以及医患之间的充分沟通、共同决策十分重要。

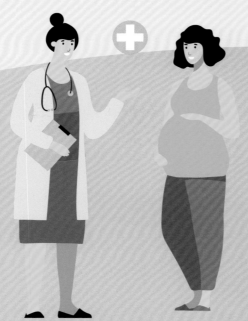

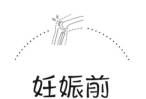

妊娠前

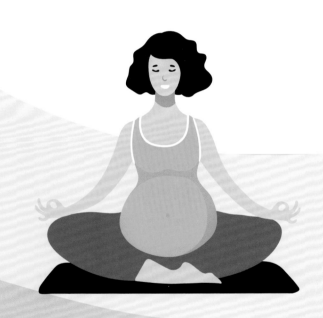

若类风湿关节炎女性患者考虑妊娠，则风湿科医生、产科医生和患者应当共同讨论潜在的生育问题、患者的妊娠结局、妊娠期和产褥期的疾病活动度，以及孕前、孕期和哺乳期的用药。

类风湿关节炎患者在怀孕前须评估脏器损伤程度、疾病活动程度、药物因素及相关自身抗体。孕前存在严重心脏病、严重肺部病变（包括肺间质病变、肺动脉高压），或者曾经有危及生命的子痫等情况的应做好避孕措施。类风湿关节炎病情维持低疾病活动度或完全缓解3～6个月以上，同时停用可能致畸的药物足够时间后方可怀孕。

患者应在使用不影响妊娠的药物（如柳氮磺吡啶、羟氯喹、TNF-α抑制剂）充分控制疾病后再计划妊娠。若正在使用的治疗药物对胎儿有危害风险，如甲氨蝶呤、来氟米特，则应积极避孕。如果需要的话，应尽量使用最低剂量的糖皮质激素，如泼尼松、泼尼松龙、甲泼尼龙，它们穿过胎盘的浓度较低，并在到达胎儿体内前可代谢为无活性的代谢物。因此，使用低剂量糖皮质激素在妊娠期是相对安全的。

193

除了需要积极完善血沉、C反应蛋白、类风湿因子、抗CCP抗体、抗核抗体、抗磷脂抗体外，患者应在孕前完善抗SSA抗体和抗SSB抗体检测，因为这些抗体与新生儿狼疮、胎儿心脏传导阻滞风险升高有关。这些抗体阳性，一般会持续存在，抗体阳性的患者，往往需要在孕前开始服用羟氯喹。羟氯喹可以穿过胎盘，孕期使用是安全的，而且可以保护胎儿，可以降低抗SSA抗体和抗SSB抗体阳性相关的胎儿心脏损害的发生率。

女性患者一旦开始计划备孕，就应避免吸烟、饮酒，开始补充叶酸，可以服用孕妇用的多种维生素，其中通常含有适当剂量的叶酸和其他维生素。

甲氨蝶呤有致畸风险，女性患者至少应在孕前3～6个月停用，并在整个妊娠期避免使用。来氟米特也有致畸风险，而且由于肠肝循环的原因，会在体内持续存在，因此使用来氟米特的女性患者应严格避孕，备孕前需要提前2年停药，或者使用考来烯胺加快药物清除，直至确认血清不可检出药物（＜0.02mg/L），如果无法进行血清检测，使用考来烯胺后需要停药6个月才能怀孕。

正在使用TNF-α抑制剂的活动期类风湿关节炎患者可以继续使用，大多数国内外专家推荐在妊娠晚期停用此类药物。聚乙二醇化的培塞利珠单抗不会大量穿过胎盘，因此可在整个妊娠期持续使用。

其他生物制剂及JAK抑制剂由于没有研究数据，妊娠前须停用这些药物，至少1～3个月。

妊娠期

一般情况下，类风湿关节炎患者可按正常的频率进行产检和到风湿免疫科定期复诊，根据妇产科医生的建议治疗妊娠相关的情况。

非甾体抗炎药

对于妊娠期病情加重的RA患者，孕28～30周前使用非选择性非甾体抗炎药（例如布洛芬）是相对安全的。从孕28～30周起，建议停用非甾体抗炎药，因为该类药物可能导致动脉导管过早关闭。妊娠期使用选择性COX-2抑制剂（例如塞来昔布）的安全性数据不足，因此应避免使用这些药物。对乙酰氨基酚和布洛芬可能是相对比较常用和安全的药物。

小剂量阿司匹林（75～100mg/d），可以用于治疗抗磷脂综合征和预防子痫前期，一般在孕36周时停用。

糖皮质激素

对于疼痛难以忍受的患者，可使用控制疼痛所需的最低剂量的泼尼松，一般不应超过10～15mg/d。

糖皮质激素治疗虽然相对安全，但是妊娠期使用糖皮质激素治疗可能会增加胎膜早破、胎儿宫内生长受限、早产的风险。对于孕妇而言，口服糖皮质激素还可能使妊娠诱发的高血压、妊娠期糖尿病、骨质疏松和感染的风险增加，因此只能给予最低有效剂量的糖皮质激素。

改善病情抗风湿药物

妊娠期可继续使用羟氯喹、柳氮磺吡啶。使用柳氮磺吡啶的孕妇，每日药物最大剂量不应超过2g，还应当每日补充5mg的叶酸。

甲氨蝶呤和来氟米特均不应在妊娠期使用。

妊娠期可继续使用TNF-α抑制剂。具体用量和持续时间取决于具体药物和对个体患者的利弊权衡。妊娠晚期应停用英夫利西单抗、阿达木单抗、戈利木单抗和依那西普，主要是担忧持续使用TNF-α抑制剂可能增加新生儿感染的风险。目前国外的指南建议，孕20周停用英夫利西单抗，孕28周停用阿达木单抗和戈利木单抗，孕32周停用依那西普，但如果病情稳定建议按需或尽早停用。

培塞利珠单抗可在整个妊娠期持续使用。它穿过胎盘的量很少。

孕晚期，在建议停用时间之后继续使用除培塞利珠单抗外的TNF-α抑制剂的婴儿在6月龄内不建议接种活疫苗，主要包括口服轮状病毒疫苗、脊髓灰质炎疫苗、麻风腮三联疫苗、卡介苗等。

JAK抑制剂的妊娠期用药安全性数据不足，不建议使用。

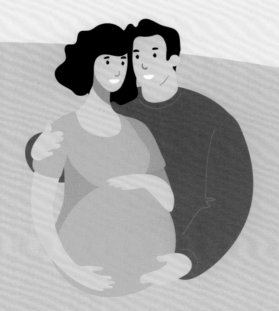

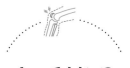

产后管理

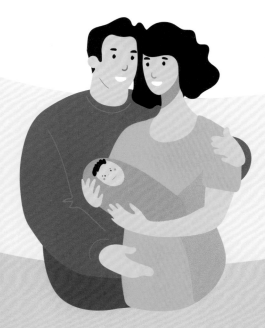

产褥期除了疾病以外，还会面临许多的挑战，比如喂养婴儿导致的睡眠中断、疲劳、压力和焦虑等，需要做好思想准备，并需要医务人员、家人和朋友的支持和帮助。

对于产褥期病情缓解的患者，可继续使用妊娠期的用药方案。对于产褥期复发的患者，可恢复孕前的治疗方案。病情允许的情况下，可以进行母乳喂养，注意哺乳患者需要在医生的指导下进行必要的药物调整。患者分娩后病情可能复发，尤其是初产妇，因此建议分娩后尽可能在医生的指导下继续规律用药。

产褥期可以使用NSAID及小剂量阿司匹林（每天75～100mg），且不会影响哺乳。

产褥期可以使用小剂量泼尼松。如果泼尼松剂量≥20mg/d，则在用药后至少等待4小时，吸出并丢弃掉4小时内的乳汁后，再哺乳。

一般来说，羟氯喹不影响哺乳。柳氮磺吡啶进入母乳的浓度较低，不影响健康足月儿的哺乳，和妊娠期一样，每日最大剂量不应超过2g，妈妈每日继续补充5mg的叶酸，以避免婴儿叶酸缺乏。使用柳氮磺吡啶的妈妈应当避免喂养早产儿、有高胆红素血症或葡萄糖-6-磷酸脱氢酶（glucose-6-phosphate dehydrogenase，G6PD）缺乏症的婴儿。哺乳期女性应避免使用甲氨蝶呤、来氟米特和环磷酰胺。

哺乳期间可启用或继续使用TNF-α抑制剂。

JAK抑制剂容易进入母乳。因此，哺乳期女性应避免使用。

对于产褥期疾病严重复发的患者，应注意使用不影响哺乳的药物。如果患者选择不哺乳，可恢复孕前所用的药物。

总之，在整个围产期，患者应尽可能做到病情完全缓解、无严重并发症。在孕期各个阶段，患者应在风湿科医生和妇产科医生的密切监测下，严格遵循医嘱用药。患类风湿关节炎的母亲和其胎儿绝大部分均会有良好的结局。

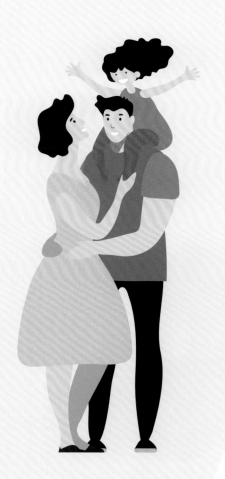

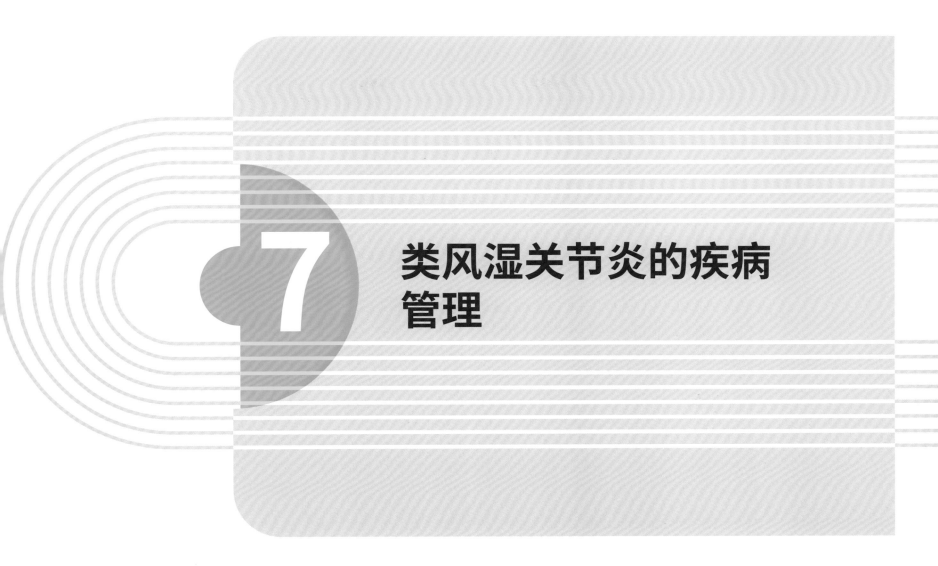

7 类风湿关节炎的疾病管理

类风湿关节炎的治疗关键是早期进行正规的药物治疗，但非药物治疗，包括患者教育，心理干预，合理休息、运动和锻炼。营养和饮食咨询也十分重要。

为了缓解关节疼痛和关节僵硬，防止关节和肌肉的功能减退，康复治疗是不可或缺的。在康复治疗之前，须明确目前疾病的功能障碍及活动障碍。关节的功能障碍对日常生活的影响非常大，大部分日常生活均需要关节的参与，康复疗法需通过医生和专业人员根据实际情况进行指导，通过训练帮助患者解决问题。采取哪种方式进行训练，因患者症状不同而不尽相同，但大部分的训练可以在家中进行。对于慢性类风湿关节炎患者来说，日常生活中的所有动作都是一种康复训练。

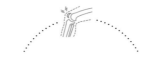

患者教育和支持

对于所有类风湿关节炎患者，应当在诊断时、治疗有任何改变以及患者的身体或心理需要时，进行充分的患者教育。除了与医生直接交流，成立病友会、健康教育宣讲讲座、正规的网络和纸质资料都可以采用。

许多患者对关节炎的性质及其病因存在错误观念，纠正这些错误观念有助于控制疾病的发展。在就诊时，患者尽可能向医生说明自己的病情与顾虑，与医生充分讨论治疗方案，解开自己的疑惑。

随着医疗技术的发展和新药的出现，以及医保政策的逐渐优化，类风湿关节炎的现代西医治疗方案可有效减轻大多数患者的疼痛和肿胀，延缓关节破坏，使患者接近于正常人的生活状态。

心理社会干预可轻度减轻乏力症状。认知行为疗法也可能显著减少患者自我感觉的疼痛、功能障碍、关节受累、疾病活动度和自卑感。正念干预也可能有益。

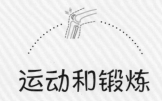

运动和锻炼

运动一般包括有氧运动和抗阻力运动，应当作为类风湿关节炎患者药物治疗以外的重要组成部分，它可以减轻疾病活动度、乏力和疼痛，改善心理健康状态。掌握运动的原则和要求后，运动的风险相对较小。

运动应当根据患者的健康水平、既往活动水平以及疾病活动度进行调整，需要进行运动水平、有氧运动和锻炼的相关指导，设定可实现的目标，制订锻炼柔韧性、力量、耐力和有氧运动的均衡计划。为了促进运动的进行和维持，应为患者提供具体的指导和目标。也有人说"锻炼即良药"（Exercise is medicine）。

在尝试新的运动之前应当先咨询医生，询问哪些运动应当参加、哪些不宜参加，必要时需要运动医学科或者康复科医生的指导，尤其是在关节疼痛、僵硬、活动受限或关节畸形导致活动困难或疼痛时，或者曾经出现过锻炼之后疼痛明显加重的情况下。如果进行了膝关节或髋关节置换术，应当更加小心谨慎，同时咨询手术医生运动的注意事项。

疼痛和晨僵可能会使患者避免使用受累关节，然而"用进废退"，减少使用可能导致关节活动度减小、关节挛缩和肌肉萎缩，进而导致关节稳定性降低，加重乏力和肌肉无力。炎症严重的时候需要让正在发炎的关节休息，但不应长时间完全卧床休息。一旦病情好转，应在专业人员和家属的帮助下，进行被动活动，保持一定的活动能力。

锻炼初期可能引起疼痛，长期适当的运动和锻炼可减轻整体的乏力和疼痛，还可改善睡眠。

关节活动度锻炼有助于保留或恢复关节活动度。一般1周进行1～2次的增加肌力的锻炼（例如等长收缩、等张和等速运动），也可以改善功能。

锻炼不一定是跑步、器材锻炼等剧烈运动，各类身体活动都有益于健康。如果不进行正式的锻炼，可以进行日常活动，例如轻松的家务、照顾孩子、照顾老人、休闲散步或游泳。这些活动对健康也有好处。

锻炼的好处包括减轻疼痛、增强力量和活动能力，从而提高日常生活能力。运动还有助于减轻关节炎和患者的抑郁和焦虑情绪。规律的有氧运动，如散步、游泳、骑自行车、打太极拳等，可改善肌肉和关节功能、促进关节稳定性、提升有氧代谢能力和身体活动能力，并可缓解整体疼痛感和提高生活质量。有氧负重锻炼还有助于预防患者发生糖皮质激素相关的骨质疏松。理想状况下，可以每天锻炼30～40分钟，1周锻炼3～5天。若无法一次锻炼30～40分钟，也可分次完成，每天可以将锻炼分为3～4次，每次10分钟。每周只锻炼一两天也比不锻炼要好。坐30分钟后建议站起来或短暂步行放松一下，可用闹铃提醒自己，少量活动也有益于健康。

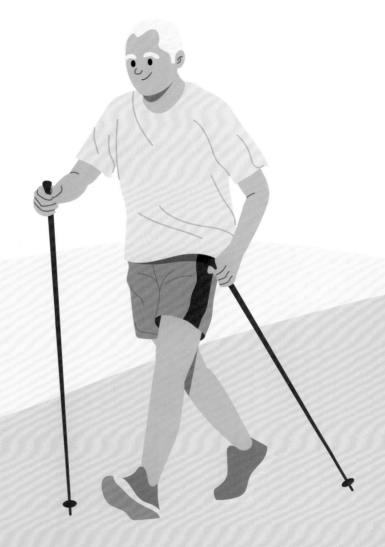

运动时需要注意，锻炼前应先热身10～15分钟，包括缓慢步行、原地踏步或拉伸肌肉。热身的目的是改善血液循环，使身体不那么僵硬，动作更容易，降低受伤的风险。

循序渐进地增加运动量或尝试不同运动，从低强度、短时间开始。刚增加运动强度时，出现一定程度的关节或肌肉酸痛属正常现象。若疼痛严重或在锻炼后疼痛持续超过2小时，则需要改变锻炼计划或类型。出现严重疼痛时应当及时停止当前活动。

提高肌肉力量和增强耐力的锻炼是关节炎锻炼计划的重要组成部分，打太极拳和瑜伽都是很好的运动，开始运动时最好有老师指导，防止受伤。游泳和骑自行车都是可以增强耐力的低强度有氧运动，大多数关节炎患者都可以安全地进行。水中锻炼对于患有严重疾病和体能水平较低的人比较友好，由于水的浮力减轻了关节的压力，使人能够不受体重的限制进行锻炼。游泳和水中行走都可以尝试。

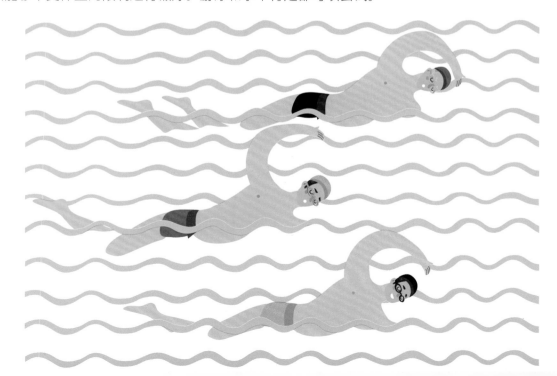

锻炼后应该进行5～10分钟的放松运动,包括缓慢步行、拉伸肌肉、伸展运动,使心率逐渐恢复到正常水平,防止血压突然下降、恶心、昏厥和头晕等不适。伸展运动可以使肌肉恢复完整长度并缓解运动后的酸痛。如果已经有关节变形的人应当更加小心和谨慎。

锻炼时应当穿合适的具有良好支撑和缓冲功能的运动鞋,并使用支撑足弓并提供缓冲的鞋垫,必要时穿戴护膝等护具,以减少对臀部、膝盖和脚部的影响。

要相信自己的感觉,尊重疼痛,不要忽视它,并在运动过程中随时监测疼痛。通过休息、放慢速度、降低强度来寻找适合的运动和锻炼方式,以避免长期的疼痛和疲劳等症状增加。避免剧烈运动和高冲击力的活动,例如快速跑步。运动前不要服用过量止痛药,以免掩盖疼痛并导致过度运动。

晨僵通常在进行伸展运动、洗热水澡和/或热身运动后得到改善。睡前进行柔韧性练习可以减少晨僵。

避免颈部剧烈运动,不要对颈后部施加压力。应避免对颈部造成压力的瑜伽姿势。多进行手部和手腕锻炼,包括加强手部所有肌肉群的手部练习,以增加握力并减轻手部疼痛。

类风湿关节炎也可以进行锻炼体操的练习,详见第207页。

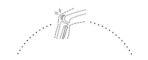

营养和饮食咨询

　　类风湿关节炎患者应当注意营养均衡。如果由于病情活动导致厌食和营养不良，应该鼓励患者积极治疗疾病，并尽量进食喜欢的食物和有营养的食物，必要时考虑加强蛋白质摄入。如果患者本身偏胖应减重，因为轻度超重也会增加关节的压力，可能加快关节破坏。一般情况下，鼓励患者摄入健康的膳食，多食用新鲜蔬菜和水果。

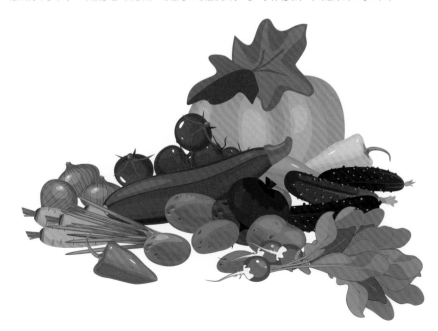

8 类风湿关节炎的锻炼体操

类风湿关节炎锻炼体操的主要目的是在活动身体关节的同时锻炼肌肉力量，要缓慢进行，千万不能用力过猛，在充分放松后再进入下一个动作，原则上运动的频率为5～10次为1个组合，每日早晚各完成1个组合。练习时要量力而行，以第2天不感到疼痛或疲惫为宜。其他原则同前。

呼吸运动练习

❶ 将手放在腹部。用鼻子吸气，深吸气，腹部慢慢鼓起。然后用口呼气，将所有气体呼出去，收腹。

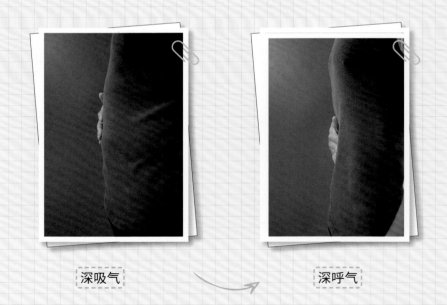

深吸气　　　　　　　深呼气

❷ 双手叉腰，将背部拱起，先返回中间位置，然后再打开胸腔。

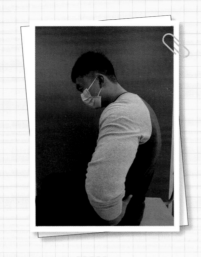 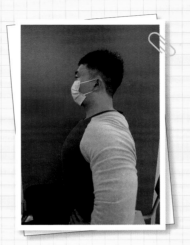

拱背　　　　　　　　　　　　打开胸腔

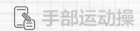 手部运动操

❶ 先五指并拢，然后用力伸展五指，尽量张开。

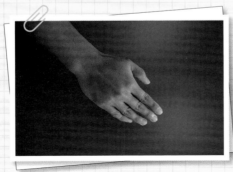 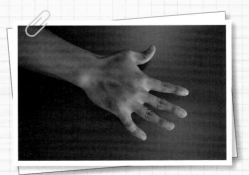

209

❷ 与手掌相接的手指关节需要保持平握，握紧除拇指外的四指。保持3～5秒。

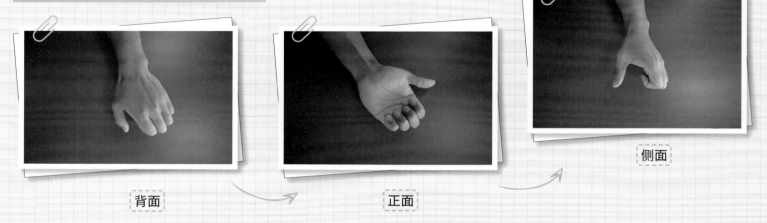

背面　　　　　　　正面　　　　　　　侧面

❸ ①伸展五指，尽量张开。②保持手指张开，食指尽量向拇指靠近。③让中指向食指尽量靠近，并拢。④让无名指向中指方向尽量靠近，并拢。⑤让小指向无名指方向尽量靠近，并拢。

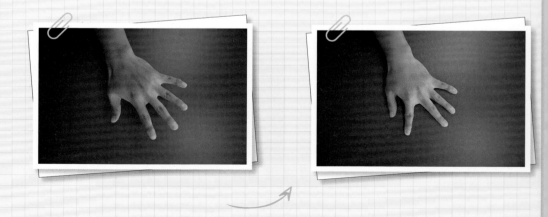

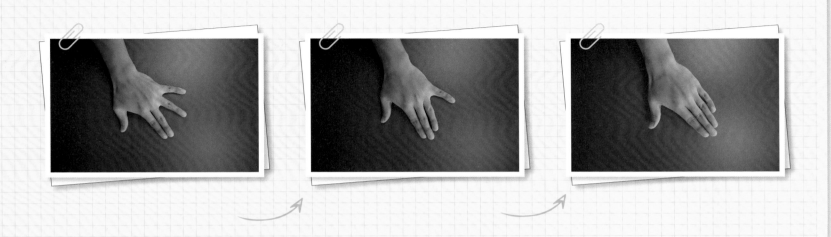

④ 拇指和食指先做出OK的手势，然后手指尖紧贴，伸直手指的关节做成孔雀手势。用同样的方式锻炼拇指和中指、拇指和无名指、拇指和小指。

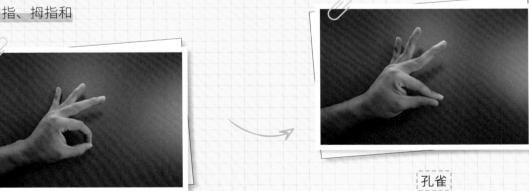

OK

孔雀

5 用力伸展五指，尽量张开，保持3～5秒。然后用力握拳，保持3～5秒。

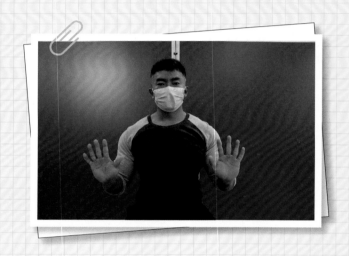

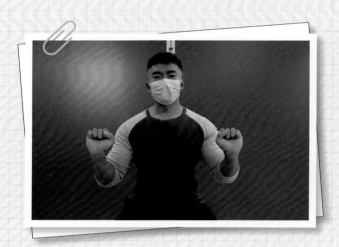

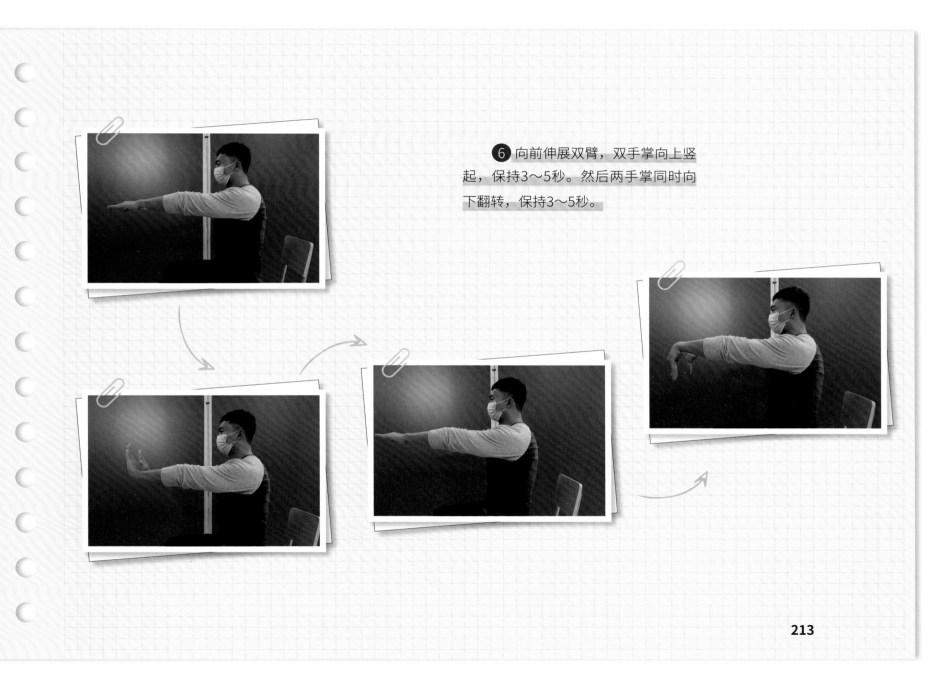

❻ 向前伸展双臂，双手掌向上竖起，保持3～5秒。然后两手掌同时向下翻转，保持3～5秒。

7 将右臂伸直放在身体前方，手掌朝下。用左手握住右手，轻轻地向下弯曲手，直到感觉到右前臂有拉伸感。保持3～5秒。放松。然后换手。

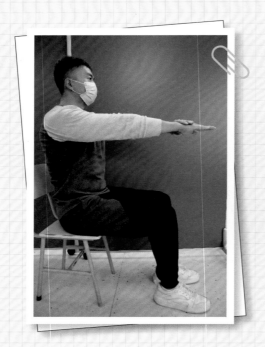
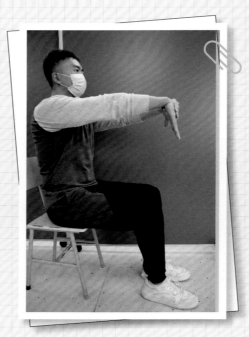
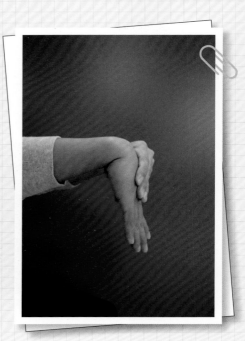

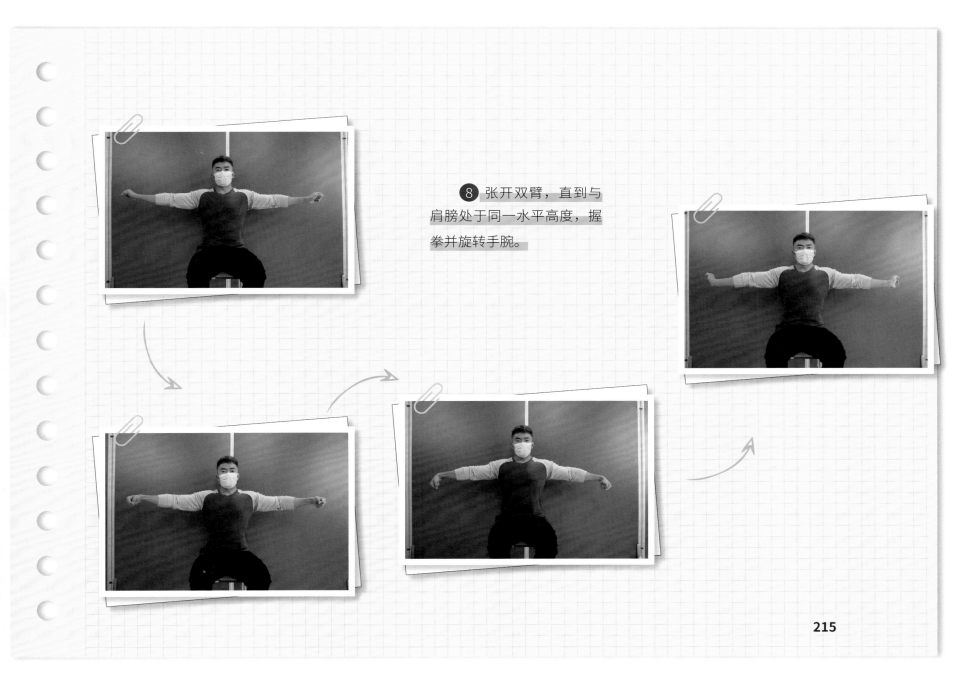

⑧ 张开双臂，直到与肩膀处于同一水平高度，握拳并旋转手腕。

📱 手臂运动操

① 双手向前平伸，保持3～5秒。然后双手向斜上方伸直，持续3～5秒。

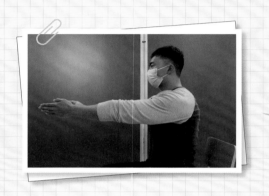
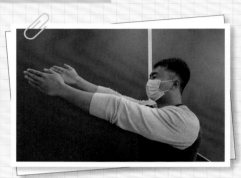

② 双手向上举起，至双臂与地面呈垂直状态，保持3～5秒。

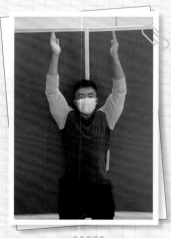

正面

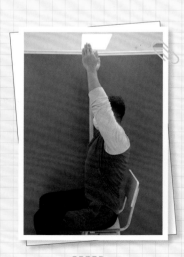

侧面

❸ 双手平放，手心朝前，使双臂与肩部成一直
线，保持3～5秒。然后手心朝上，持续5秒。

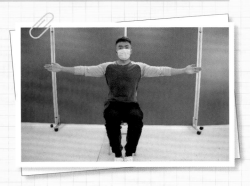

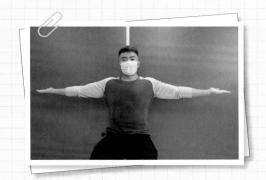

❹ 双手向前平伸，然后向前合
拢，保持3～5秒。

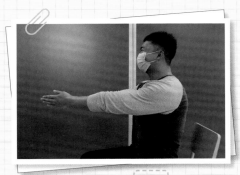

侧面

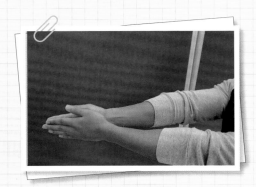

从上方看

⑤ 双上臂紧贴侧腰处，肘部屈曲，前臂指向前方，手心向上，持续3～5秒。然后手心向下，持续3～5秒。

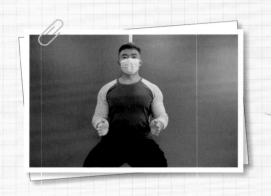

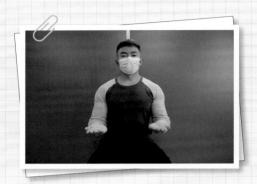

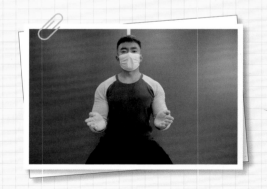

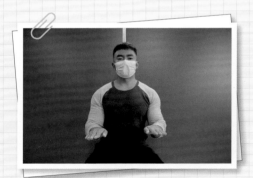

肩颈关节运动

❶ 放松颈部。左右两侧轻轻转动颈部，转到最大极限时再慢慢转回中间位置。抬头仰望天空，再慢慢低下头，低头时尽量将下巴贴向胸口。

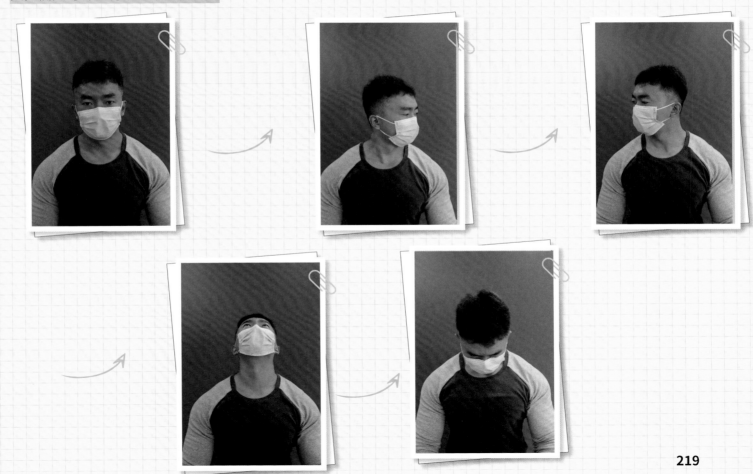

❷ 慢慢地将头部向右肩部倾斜，直到感觉到脖子左侧有拉伸感，保持3～5秒。伸直脖子，然后将头部向左肩部倾斜，保持3～5秒。

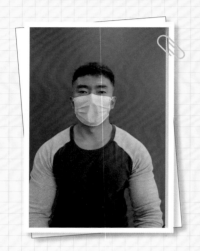 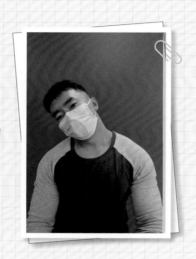 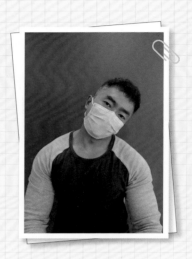

❸ 双上臂紧贴侧腰处，肘部屈曲，前臂指向前方，持续3～5秒。然后前臂向外展开，持续3～5秒。

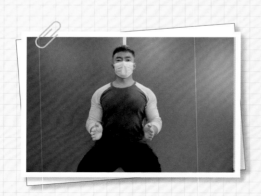 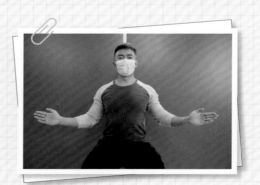

4 由前往后，再由后往前旋转肩膀，肩膀尽量转圈。

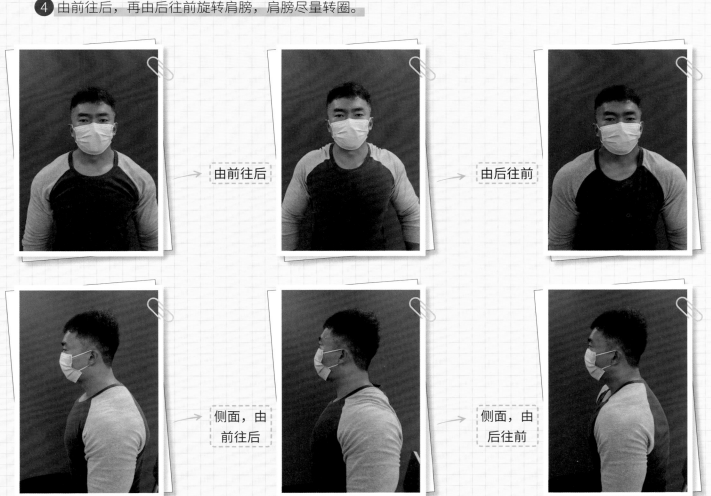

由前往后

由后往前

侧面，由
前往后

侧面，由
后往前

📑 上身伸展运动

放松上身即可，无须强行将双手贴到地上。

1 打开双脚，慢慢将双手提高，尽量将上身拉起。然后慢慢将腰部转向左边，再返回中央。转向右边，再返回中央。

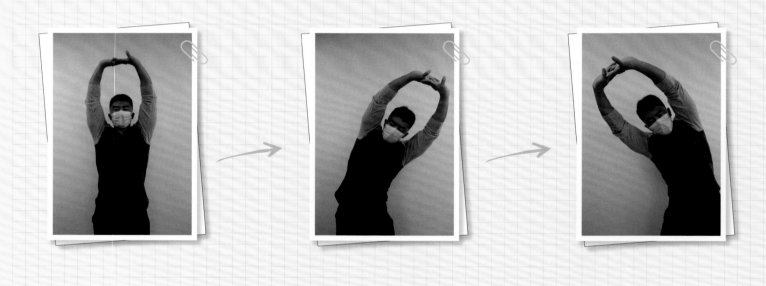

❷ 慢慢将身体向后仰，返回中间。将身体向前仰，返回中间。

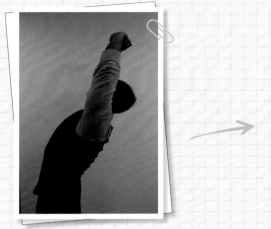 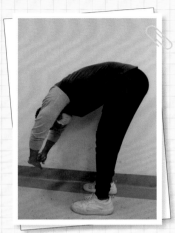

❸ 打开双脚，举起左手，上半身向右下弯，慢慢返回中间，再举起右手，上半身向左下弯。

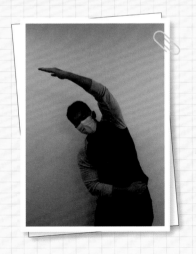 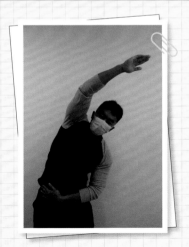

📝 脚部关节运动

❶ 首先将右脚提高，右足由右边转向左边，再由左边转向右边，放下。然后换左脚。

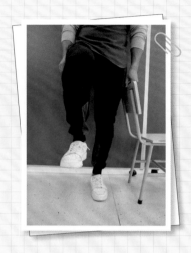 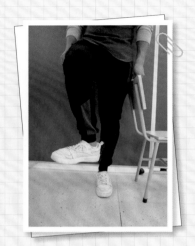

❷ 先将右脚提高，向右边打开，不要转动盆骨，再回到中间位置。然后换左脚。

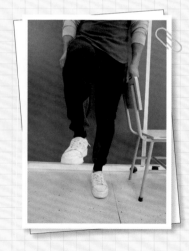 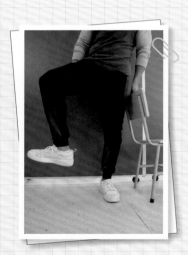

❸ 坐在椅子上，轻靠椅背的状态下用系成环的弹力绳套在小腿上，大腿背侧的肌肉有意识地用力，左右下肢前后交替用力，保持3～5秒。

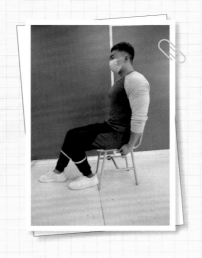
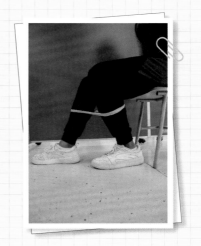

放松盆骨运动

❶ 先将手放在腰部，保持上身挺直，然后慢慢将盆骨左右移动。

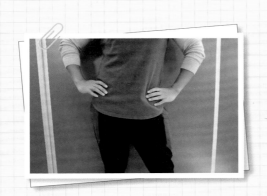
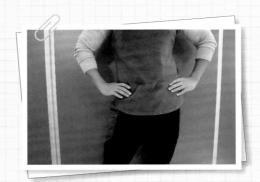

❷ 再将盆骨向前后移动。

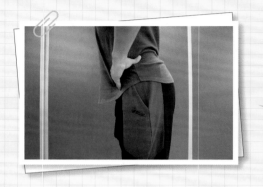 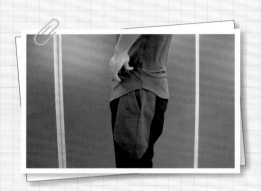

📝 仰卧位运动

❷ 仰卧在床上，双脚伸直，脚尖指向上方，保持3～5秒。然后脚踝伸直，保持3～5秒。双脚交替运动。

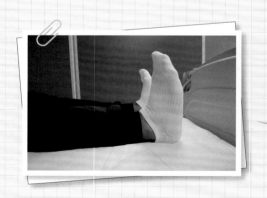 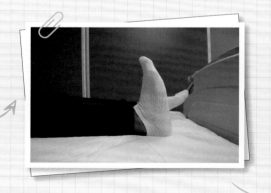 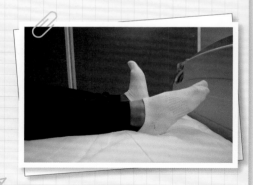

❷ 仰卧在床上。将膝盖抬高到胸部。将双手放在膝盖后面，向胸部拉，直到感觉到腰背部和臀部有拉伸感，保持3~5秒。

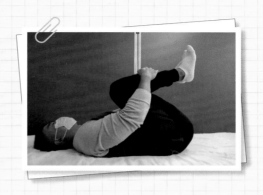

❸ 仰卧在床上，将毛巾或薄毛毯卷好放在膝盖下方，慢慢地伸直膝部，大腿前面的肌肉有意识地用力向下压，膝盖慢慢地下压，保持3~5秒。

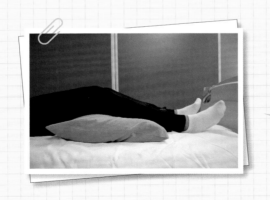

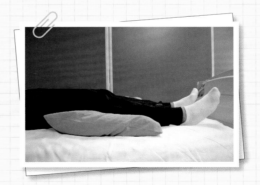

④ 用弹力绳系成一个环套在大腿上，环的大小以大腿可以稍微打开为宜，弹力绳套在大腿较粗的位置，大腿外侧的肌肉有意识地用力，双下肢尽量用力打开，保持3～5秒。

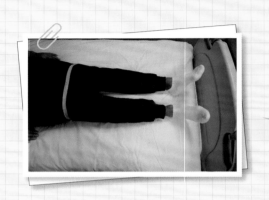 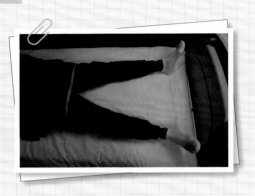

⑤ 仰卧在床上，双膝屈曲，脚跟慢慢稍微靠近臀部，慢慢将腰部向上抬起，保持3～5秒。

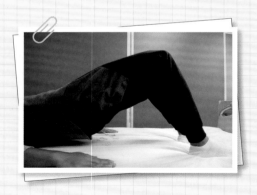

借助工具的锻炼

① 将右脚跟放在台阶上，保持腿部伸直。弯曲左腿，慢慢向前倾，直到感觉到右腿后部的肌肉有拉伸感，保持3～5秒。然后换腿，左脚放在台阶上。

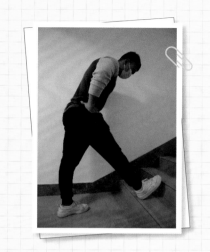

② 将右脚放在台阶上，然后左脚跟上去。将右脚移回地面，然后左脚同样回到地面。然后换腿，左脚放在台阶上。

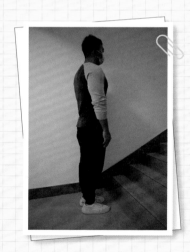 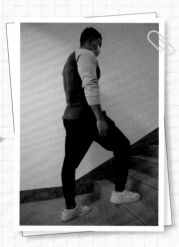 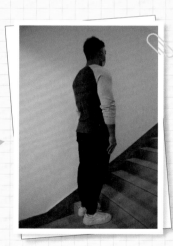

❸ 面向墙壁，站在距离墙壁约50cm的地方。将双手放在墙上，与头部齐平。弯曲左膝盖，右脚向后移动约30cm。保持右腿伸直，脚后跟保持在地板上。使劲推墙，直到感觉到右小腿有拉伸感。然后换腿。

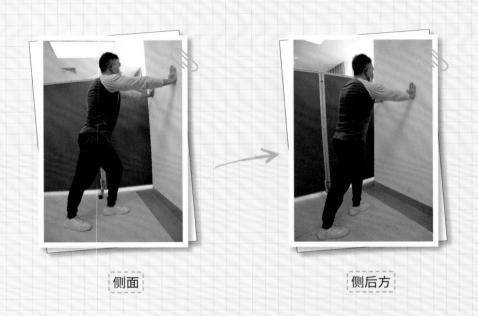

侧面   侧后方

9 类风湿关节炎的结局

类风湿关节炎的预后也就是结局，与病程、关节破坏情况和启动正规治疗的时机密切相关，因此早期诊断、早期治疗是阻断或延缓关节结构破坏、阻止关节发生畸形与残疾、改善预后的根本措施，可预防不可逆的残疾的发生。而控制类风湿关节炎的最佳"治疗机会窗"为发病后的1年之内。

患者在治疗中，若严格遵循"遵从医嘱、规律生活和积极的心态"这三条原则，大部分病情可获得有效控制，长期处于稳定状态。

如果没有得到及时的治疗，可能会出现肢体残疾和工作能力丧失、生活质量下降，有一些患者需要进行关节置换术。除此之外，还可能增加患慢性疾病的风险，包括心血管疾病、精神障碍、骨质疏松和骨折以及一些恶性肿瘤。与一般人群相比，类风湿关节炎患者的生存期相对缩短一些，主要的死亡原因为心血管疾病、呼吸系统疾病和癌症。

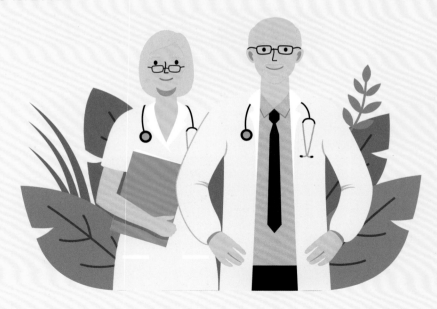